病院と在宅をつなぐ
脳神経内科の摂食嚥下障害
― 病態理解と専門職の視点 ―

 編著 野﨑 園子

全日本病院出版会

序

　2018年に日本神経学会は，標榜診療科名を「神経内科」から「脳神経内科」に変更した．ねらいは神経内科の診療内容をよりよく一般の方々に理解していただくことにある．
　在宅療養されている神経内科の患者さんが多くおられるなかで，摂食嚥下障害についても，より理解と連携を深めていただくことができればとの願いを込めて，本書を企画した．本書のタイトルは「脳神経内科」とし，本文では従来の「神経内科疾患」という言葉を用いているが，込めた思いは同じである．
　神経内科疾患では摂食嚥下障害が合併することが多いが，疾患特性を理解したうえで介入し，残存能力を生かしたアプローチをすることによって，ADL/QOL維持向上に貢献できる．摂食嚥下機能を評価し，介入プランを構築し実施して，患者の食生活を全人的にチーム医療として支えれば，重篤な肺炎や窒息は減らすことができる．摂食嚥下障害への医療的ケアには，原疾患の病態理解，摂食嚥下機能評価，機能に見合った嚥下調整食，姿勢・食具・環境の調整，嚥下訓練・体操，栄養管理，誤嚥予防，患者の理解・受容へのサポート，介護者への援助などが含まれる．
　さて，誤嚥性肺炎は高齢者の肺炎では8～9割を占める．肺炎は，日本人の死因において脳卒中を抜いて2011年に第3位になった．神経内科疾患の肺炎は誤嚥によるものが多い．一度，誤嚥性肺炎を起こすと，医療者も介護者も誤嚥を恐れて食事は楽しむものということを忘れがちになる．そして，ともすれば安全第一として，食のケアに消極的になることが少なくない．特に長期の経過をたどる神経内科疾患ではそのために，患者の食のQOLを低下させることがある．
　一方，食物窒息は不慮の事故に分類されている．不慮の事故は日本人の死因の第6位であり，そのなかには食物窒息が多く含まれる．厚生労働省によると，年末年始を挟む12～

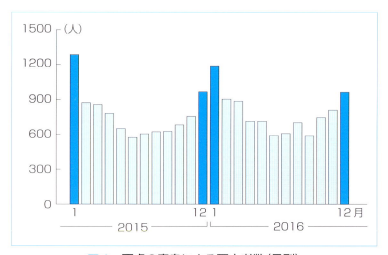

図1　不慮の窒息による死亡者数（月別）
※厚生労働省「人口動態統計」に基づく

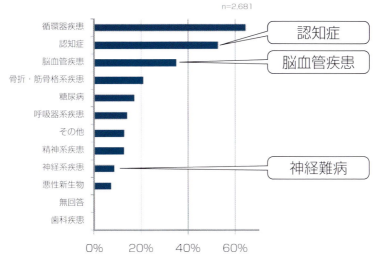

図2 在宅医療を受けている脳卒中・神経難病の患者は多い
(厚生労働省ホームページ 中医協 総-6 27.2.18より改変)

　1月は窒息事故が大きく増え(図1)．東京消防庁の報告では，東京都内で2011〜15年に餅を詰まらせて562人が救急搬送された．2018年1月1日には，東京都内だけで餅を喉に詰まらせて55〜90歳の男女15人が救急搬送され，うち2人が死亡し，7人が重体であった．食物窒息は本当に不慮の事故だろうか？　予測でき予防できるものはなかったか？　神経内科疾患でも食物窒息は少なくない．嚥下障害に気づかないで食物窒息を起こしたとすれば，それはとても悲しいニュースである．

　神経内科疾患のなかには「難病」といわれる疾患が少なくなく，特に在宅医療の現場では，対応に戸惑われることもあるかと思う．専門外・未経験の医療職・介護職の方が，熱心に取り組んでくださっている様子を拝見し，神経内科からの知識と情報の発信と共有が必要であると考えた．

　神経内科疾患の医療的介入のコツとワザ，さらに，経験則だけではない科学的根拠に基づいた医療的ケアが，現場に必要とされている．

　近年，国は病院から在宅医療への推進を行っており，病院での入院期間は短くなり，いかに安全にまたその人らしく在宅医療を支えるかが重要な課題となってきている．

　中医協によれば，訪問医療を受けている患者の内訳は，認知症約50%　脳卒中約30%　神経難病は15%であり，訪問診療における神経内科の患者数は多い(図2)．

　本書では，神経内科での摂食嚥下障害医療の経験が豊富な医療専門職の視点を，在宅医

療にかかわる医療職・介護職の方々と共有し，そして，神経内科疾患における在宅医療が，より円滑なチーム医療として患者さんに還元することを目指す．

摂食嚥下障害への介入の第一歩は，神経内科の各々の疾患特性を把握することである．
- 病変部位はどこか？　大脳・小脳・脳幹・脊髄・神経筋接合部・末梢神経・筋
- 病態・原因は何か？　神経変性・自己免疫性・脳血管障害・脱髄性など
- 発症様式と経過はどうか？　進行性・寛解増悪・急性発症のち回復など

そのような視点で神経内科の患者さんを見極めると，全体像がみえてくる．

多職種の方に神経内科疾患や摂食嚥下障害について親しんで読んでいただくため，分担執筆者には以下の2点を特にお願いした．すなわち，参考文献は日本語の文献を多く取り入れ，そして，入手しやすい文献やガイドライン，書籍なども心掛けていただくこと，また，医学用語について専門性の高い用語はできるだけ避けて，必要に応じて用語解説もお願いした．

本書を通じて，神経内科疾患の患者さんが，本来の生活の場である在宅で，より楽しく安全な食生活と在宅療養を送っていただくことを切に願っている．

2018年8月

関西労災病院 神経内科・リハビリテーション科 部長

野﨑園子

推薦のことば

　厚生労働省は，ホームページに「重度の要介護状態となってもできる限り住み慣れた地域で療養することができるよう，在宅医療の推進施策を講じています．」と記載している．重症例においても在宅医療が安全に行われるよう，人事要請を含め推進している．神経疾患では，脳卒中，神経難病など多くの患者さんがその対象になっている．在宅医療で最も難しいのは，嚥下障害とその対応である．誤嚥性肺炎がもとで，状態が急変し，重症化することが非常に多い．しかし，場合によっては，疾患や食事法を理解し，日常の嚥下に関するアプローチを変えることで，未然に防げることもある．これらの詳細に関して，かかわるすべての人が知ることが重要で，チームワークが大事になってくる．しかし，神経疾患は，どれもとっつきにくく，苦手な人が多いのも事実である．本書はそれらの問題点を元に構成されている．最も大事なのは，最初の章「まずおさえておきたい基礎知識」である．ここだけでもまず読んで，次に自分の患者さんに対してどうするか各項目を参照されると良い．特に「神経内科疾患」の説明に関しては，それぞれ箇条書きの記載になっているので読みやすい．それでも，医師以外には，難しい箇所があるかもしれない．そのような時には，最後の「視点とＱ＆Ａ」を参照していただきたい．ここでは，実際に現場で生じる質問に対して，現場の視線でわかりやすく解説している．

　執筆されている先生方は，著名な先生ばかりで，実践に直ぐ対応できるように工夫されている．しかし，この本の最も特筆すべき点は，この分野の第一人者である野﨑園子先生により，在宅支援における嚥下障害に関する重要なポイントが，「患者さん第一」の姿勢に基づいて示されている点である．共著者の先生方も，野﨑先生の思いを強く反映しながら執筆されているので，大変充実した内容になっている．在宅医療にかかわるすべての人に一読してもらいたい一冊である．

2018年8月
大阪大学大学院 医学系研究科 神経内科学 教授
望月秀樹

病院と在宅をつなぐ 脳神経内科の摂食嚥下障害
―病態理解と専門職の視点―

Contents

I まずおさえておきたい基礎知識

1. 神経内科疾患の摂食嚥下・栄養障害の特徴と対策　概論 …… 野﨑園子 …… 2
2. 嚥下機能検査 …… 野﨑園子 …… 5

II 疾患概要と嚥下障害の特徴と対策

1. 筋萎縮性側索硬化症 …… 市原典子 …… 12
2. パーキンソン病 …… 平野牧人 …… 18
3. 進行性核上性麻痺 …… 野﨑園子 …… 23
4. 多系統萎縮症・脊髄小脳変性症 …… 下畑享良 …… 29
5. 重症筋無力症 …… 野﨑園子 …… 35
6. ギラン・バレー症候群 …… 野﨑園子 …… 42
7. 筋ジストロフィー …… 野﨑園子 …… 47
8. 慢性期脳卒中 …… 西口真意子 …… 56
9. 認知症 …… 古和久朋 …… 64
10. 呼吸と嚥下障害 …… 野﨑園子 …… 69
11. 経管栄養―胃瘻を中心に― …… 汐見幹夫 …… 77
12. 誤嚥防止術・嚥下機能改善術 …… 二藤隆春 …… 84

III 専門職からみた在宅支援のポイント―視点とQ&A―

1. 神経内科医の視点とQ&A .... 金藤大三 92
2. リハビリテーション医の視点とQ&A .... 西口真意子 98
3. 耳鼻咽喉科医の視点とQ&A .... 藤本保志 102
4. 在宅医の視点とQ&A .... 原　秀憲 106
5. 歯科医師の視点とQ&A .... 吉川峰加 112
6. 看護師の視点とQ&A .... 西　依見子 116
7. 歯科衛生士の視点とQ&A .... 高野敬子 120
8. 言語聴覚士の視点とQ&A .... 磯野千春 126
9. 理学療法士の視点とQ&A .... 森　明子，垣内優芳 132
10. 作業療法士の視点とQ&A .... 坂本利恵 136
11. 管理栄養士の視点とQ&A .... 長尾美恵 140
12. 薬剤師の視点とQ&A .... 桂木聡子 146
13. 保健師の視点とQ&A .... 田村安理沙 150

索　引 154

執筆者一覧

■編　集

野﨑園子	関西労災病院 神経内科・リハビリテーション科 部長

■執筆者（執筆順）

野﨑園子	関西労災病院 神経内科・リハビリテーション科 部長
市原典子	高松医療センター 神経内科 統括診療部長
平野牧人	近畿大学 医学部 神経内科 准教授
下畑享良	岐阜大学大学院 医学系研究科 神経内科・老年学分野 教授
西口真意子	関西労災病院 リハビリテーション科
古和久朋	神戸大学大学院 保健学研究科 教授
汐見幹夫	近畿大学医学部附属病院 消化器内科 准教授
二藤隆春	東京大学 医学部 耳鼻咽喉科・頭頸部外科 講師
金藤大三	鳥取医療センター 神経内科
藤本保志	名古屋大学大学院 医学系研究科 頭頸部感覚器外科 耳鼻咽喉科 准教授
原　秀憲	はらクリニック 院長
吉川峰加	広島大学大学院 医歯薬保健学研究科 先端歯科補綴学 准教授
西　依見子	Taste & See 代表 慢性疾患看護専門看護師/摂食・嚥下障害看護認定看護師
高野敬子	関西労災病院 歯科口腔外科
磯野千春	近畿大学医学部附属病院 リハビリテーション部 技術主任
森　明子	兵庫医療大学 リハビリテーション学部 理学療法学科 准教授
垣内優芳	神戸市立西神戸医療センター リハビリテーション技術部
坂本利恵	兵庫医科大学ささやま医療センター リハビリテーション室 室長
長尾美恵	関西労災病院 栄養管理室 室長
桂木聡子	兵庫医療大学 薬学部 医療薬学科 准教授
田村安理沙	兵庫県 健康福祉部 健康局 健康増進課 主任

（2018年9月現在）

病院と在宅をつなぐ
脳神経内科の
摂食嚥下障害
―病態理解と専門職の視点―

I

まずおさえておきたい基礎知識

I. まずおさえておきたい基礎知識

1 神経内科疾患の摂食嚥下・栄養障害の特徴と対策　概論

野﨑園子

I　はじめに

　神経内科疾患には，進行する疾患や寛解増悪を繰り返す疾患が多く，その合併症である摂食嚥下障害・栄養障害に対してきめ細やかな介入プランが求められる．それぞれの疾患特性をよく見極め，廃用症候群を予防し，臨床経過を考慮した食のQOL維持を目指す．いかに，誤嚥・窒息のリスクを減らし，残存機能を生かした摂食環境を提供できるか，よりよい栄養管理ができるかが，われわれ医療職・介護職に問われるところである．
　摂食嚥下・栄養管理のエッセンスは以下のごとくである（表1）．

1．摂食嚥下障害へのアプローチ
(1) 早期発見と早期介入
(2) 残存機能を生かす
(3) 定期的評価
(4) チームアプローチ：口腔ケア・嚥下訓練・食形態・環境整備・呼吸ケアなど

2．栄養管理
　定期的評価・不足の場合の補助栄養

3．リスク管理
　食物窒息について啓発する．
　誤嚥を繰り返す場合は，誤嚥防止術も考慮する[1]（II-12「誤嚥防止術・嚥下機能改善術」(p.84～89)参照）．

II　神経内科疾患の摂食嚥下障害の臨床経過による分類

　神経内科疾患の摂食嚥下障害は，ケアの視点から，臨床経過によって以下のように分類される．

(1) **急速に進行するタイプ**：筋萎縮性側索硬化症（amyotrophic lateral sclerosis；ALS）など
(2) **緩徐に進行するタイプ**：パーキンソン病（Parkinson's disease；PD）や進行性核上性麻痺（progressive supranuclear palsy；PSP），多系統萎縮症（multiple system atrophy；MSA），脊髄小脳変性症（spinocerebellar degeneration；SCD），筋ジストロフィーなど
(3) **変動するタイプ**：多発性硬化症（multiple sclerosis；MS），重症筋無力症（myasthenia gravis；MG），症状変動のあるPDなど
(4) **急に発症して徐々に回復するタイプ**：脳卒中，ギラン・バレー症候群（Guillain-Barré syndrome；GBS）など

表1　摂食嚥下・栄養管理のエッセンス

- 摂食嚥下障害へのアプローチ
- 早期発見と早期介入
- 残存機能を生かす
- 定期的評価
- チームアプローチ：口腔ケア・嚥下訓練
- 栄養管理：経口摂取が不十分の場合は早期に人工栄養を導入
- リスク管理
- 誤嚥対策：誤嚥を繰り返す場合は，誤嚥防止術も適応

表2　摂食嚥下障害が急速に進行するタイプ
ALSなど

- 次に起こる障害を予測して，予め補助栄養や胃瘻，呼吸管理の併用，誤嚥防止術などの計画を立て，患者の理解，受容を援助する．
- 呼吸不全に対する呼吸管理などは希望しない場合もあり，患者の意思に沿うよう配慮する．
- 病状の進行速度に受容が追いつかないことも多く，味わう楽しみを尊重するなどのメンタルケアが重要となる．

表3　摂食嚥下障害が緩徐に進行するタイプ
筋ジストロフィー，PD，PSP，MSA，SCDなど

- 患者側に摂食嚥下障害の病識が乏しいことが多い．
- うつ症状や認知障害を伴うこともある．
- 患者の理解と受容を助けることが第一歩である．
- リハビリテーションにより，その時点での最大の嚥下能力を引き出す．
- 嚥下食を長期に継続できるよう，メニューの工夫や調理法の指導など介助者へのサポートが重要である．
- 長期化に伴う肺炎や栄養障害，経腸栄養剤による合併症への対策が必要である．

表4　摂食嚥下障害が変動するタイプ
Wearing offやon-offのあるPD，MG，MSなど

- 悪化時の誤嚥防止対策と寛解時の嚥下機能の再評価がポイントである．
- 悪化時には一時経口摂取を中止し，経管栄養法により誤嚥のリスクを減らして，早期寛解を促す．
- 寛解後，嚥下機能検査による再評価を行い，経管栄養の継続の可否や嚥下訓練の再開を決定する．

それぞれの臨床経過に合わせたリハビリテーション介入およびケアプランを構築することが必要である．

1．急速に進行するタイプ

このタイプでは，次に起こる障害を予測して，予め補助栄養や胃瘻造設の時期，呼吸管理の併用，誤嚥防止術などの計画を立て，患者の理解・受容を援助する．病状の進行速度に受容が追いつかないことも多く，味わう楽しみを尊重するなどのメンタルケアが重要となる．また呼吸不全の摂食嚥下障害への影響を，常に観察する（表2）．

2．緩徐に進行するタイプ

このタイプでは，患者側に摂食嚥下障害の病識が乏しいことが多く，また，うつ症状や認知障害を伴うこともある．患者の理解と受容を助けることがリハビリテーションの第一歩であり，その時点での最大の嚥下能力を引き出すことができる．嚥下調整食を長期に継続できるよう，メニューの工夫や調理法の指導など介助者へのサポートが重要である．長期化に伴う肺炎や栄養障害，経腸栄養剤による合併症への対策が必要である（表3）．

3．変動するタイプ

このタイプでは，悪化時の誤嚥防止対策と寛解時の嚥下機能の再評価がポイントである．悪化時には経口摂取を中止し，一時，経管栄養法により誤嚥のリスクを減らし，早期寛解を促す．寛解後，嚥下機能検査による再評価を行い，経管栄養の継続の可否や嚥下訓練の再開を決定する（表4）．

4．急に発症して徐々に回復するタイプ

このタイプでは，経過に合わせて再評価を繰り返し，適切な摂食環境を整えることが早期回復を助ける．嚥下障害は発症数日から数週後にピークを迎えることがあり，ベッドサイド評価を詳細に行い，急性期の肺炎・窒息を予防する．回復期には，定期的な評価に基

づき，嚥下機能に合った食事を提供するとともに，集中的なリハビリテーションを行う．重症度により機能回復までの期間やゴール設定は異なることを，患者・家族と共有する．

III 栄養管理

1．代謝・栄養障害対策

- 栄養不良は予後に影響するため，病初期からの栄養管理が重要である．
- 定期的な栄養評価を行い，体重維持ないしは減少を最小限に抑える．
- 運動量の減少する時期には，エネルギー消費が変化するため，定期的な栄養評価を行って投与エネルギーを調整する．
- 経口摂取が困難になったときには，経口摂取を中止または楽しみ程度とし，経腸栄養などを主栄養とする．

2．経腸栄養による栄養管理

- 必要エネルギー量についての明確なエビデンスはない．
- 病期により必要な栄養が異なるため，定期的な栄養評価を行いながら，経腸栄養剤の選択と調整をする．

3．胃瘻造設・管理[8]

- 呼吸不全の悪化とともに胃瘻造設時のリスクは高くなり，ALSでは％FVC（努力肺活量）50％以上で造設すべきとされている．造設にあたっては，患者・家族に利点とリスクを十分に説明する．
- 胃瘻の合併症は造設時とその後1か月間に起こりやすいので，注意が必要である．

文　献

1) 日本耳鼻咽喉科学会編：嚥下障害診療ガイドライン　耳鼻咽喉科外来における対応　2012年版．第2版．金原出版，2012.
2) 藤原育代：嚥下調整食を楽しく食べる―手抜き料理で家族と楽しく食べる―．湯浅龍彦ほか編．神経・筋疾患　摂食・嚥下障害とのおつきあい〜患者とケアスタッフのために〜．85-91，全日本病院出版会，2007.
3) 山川まり子：外食を楽しく．湯浅龍彦ほか編．神経・筋疾患　摂食・嚥下障害とのおつきあい〜患者とケアスタッフのために〜．92-96，全日本病院出版会，2007.
4) 寺尾聡子：今日から始める食事介助．湯浅龍彦ほか編．神経・筋疾患　摂食・嚥下障害とのおつきあい〜患者とケアスタッフのために〜．54-64，全日本病院出版会，2007.
5) 杉下周平：在宅でできる嚥下訓練．湯浅龍彦ほか編．神経・筋疾患　摂食・嚥下障害とのおつきあい〜患者とケアスタッフのために〜．65-75，全日本病院出版会，2007.
6) 馬渕　勝：食を支える姿勢や用具．湯浅龍彦ほか編．神経・筋疾患　摂食・嚥下障害とのおつきあい〜患者とケアスタッフのために〜．76-84，全日本病院出版会，2007.
7) 杉下周平ほか：摂食・嚥下障害を有する在宅療養患者の介護者における栄養問題．日摂食嚥下リハ会誌，**15**(1)：49-54, 2011.
8) 沖野惣一：チューブ栄養で気をつけること．湯浅龍彦ほか編．神経・筋疾患　摂食・嚥下障害とのおつきあい〜患者とケアスタッフのために〜．102-106，全日本病院出版会，2007.

I. まずおさえておきたい基礎知識

2　嚥下機能検査[1)]

野﨑園子

　神経筋疾患では，軽い摂食嚥下障害は自覚しにくく，見逃されやすい．訴えがなくても，摂食嚥下障害の早期発見に努めることが重要である[2)]．これは，予測できる食物窒息事故や誤嚥を防ぐための転ばぬ先の杖である．

I　ベッドサイドで発見できる摂食嚥下障害のサイン

(1) むせ：食事中の食物や唾液によるむせ
(2) 咳：食事の途中・食後 1～2 時間に咳が出る，横になると咳が出る
(3) 痰：痰の増加・痰に食物が混じる
(4) 声の変化：食事中や食後のガラガラ声や，痰がからんだ声
(5) 咽頭の違和感：食後などいつまでも違和感が残る
(6) 食欲低下と食事中の疲労
(7) 食事時間の延長：目安は 45 分以上
(8) 食事内容の変化：汁物を避ける，パサパサしたものを避ける，やわらかいものを好むなどで，患者自身は意識していないことが多い
(9) 食べ方の変化：飲み込むときに上を向く，食物が口からこぼれる，いつも食物が口腔内に残留しているなど
(10) 体重減少：特別な事情がないのに痩せてくる

などである．このほかにも，微熱が続くなど嚥下障害のサインは思わぬところにある．
　次に嚥下障害のスクリーニングテストと専門家の評価を受ける．ベッドサイドでの観察で嚥下障害を疑われたら，まずはスクリーニングテスト，さらに疑わしいときは，専門家の検査を受けるのが，ケアの近道である．

II　スクリーニングテスト[3)]

　詳細は日本摂食嚥下リハビリテーション学会のホームページの標準的検査手順を参照されたい．

1. 反復唾液嚥下テスト(repetitive saliva swallowing test；RSST)(図 1)

　嚥下反射惹起を喉頭挙上の触診で評価する．
(1) 被検者を座位にする(リクライニング位可能)．
(2) 検者は被検者の喉頭に指をあて 30 秒間でできるだけ嚥下運動を繰り返させる．
(3) 喉頭挙上の回数を数える．3 回以上を正常とする．

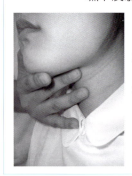

- 嚥下反射惹起を喉頭挙上の触診で評価

1）被検者を座位にする.
（リクライニング位可能）
2）検者は被検者の喉頭に指をあて30秒間で
できるだけ嚥下運動を繰り返させる.
3）喉頭挙上の回数を数える.
ポイント：喉頭隆起が指の腹を十分に乗り越えた場合を1回と数える.

3回以上で正常

図1　RSST（写真は文献4より）

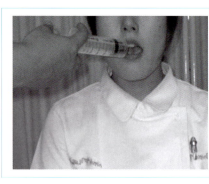

■方法
・座位でティースプーン1杯分（約3mℓ）の冷水を飲水する.
・評価点が4点以上であれば，2回繰り返す.
・最も悪い場合を評価点とする.
■評価
1. 嚥下なし、むせる and/or 呼吸切迫
2. 嚥下あり、呼吸切迫
3. 嚥下あり、呼吸良好、むせる and/or 湿性嗄声
4. 嚥下あり、呼吸良好、むせない
5. 4に加え、反復嚥下が30秒間に2回可能

図2　MWST（写真は文献4より）

2．改訂水飲みテスト（modified water swallowing test；MWST）（図2）

3 mℓ の水を口腔前庭に入れて，嚥下状態と嚥下前後の呼吸やむせを観察する.

1）方　法

- 座位でティースプーン1杯分（約3 mℓ）の冷水を飲水する.
- 評価点が4点以上であれば，2回繰り返す.
- 最も悪い場合を評価点とする.

2）評　価

プロフィール1：嚥下なし，むせる and/or 呼吸切迫
プロフィール2：嚥下あり，呼吸切迫
プロフィール3：嚥下あり，呼吸良好，むせる and/or 湿性嗄声（ガラガラと湿った声）
プロフィール4：嚥下あり，呼吸良好，むせない.
プロフィール5：プロフィール4に加え，反復嚥下が30秒間に2回可能

3．頸部聴診（図3）

頸部に聴診器をあて，嚥下音と嚥下前後の呼吸音を聴取する.

　長い嚥下音や弱い嚥下音，複数回の嚥下音が聴取される場合には，舌による送り込みの障害，咽頭収縮の減弱，喉頭挙上障害，食道入口部の弛緩障害などが疑われる．また，嚥下時にいわゆる泡立ち音やむせに伴う喀出音が聴取された場合には誤嚥を疑う．嚥下音の合間に呼吸音が聴取される場合には，呼吸停止-嚥下-呼吸再開という呼吸・嚥下パターンが失調していたり，喉頭侵入や誤嚥が生じている可能性がある．

　嚥下直後の呼吸音（呼気音）については，"濁った"湿性音（wet sound），嗽音（gargling

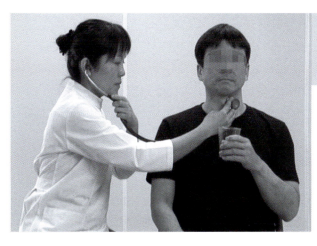
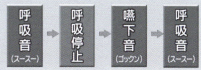

図3
嚥下音・嚥下前後の呼吸音：頸部聴診

sound），あるいは液体の振動音が聴取される場合には，誤嚥や喉頭侵入あるいは咽頭部における液体の貯留が疑われる．

III 標準的検査

スクリーニングテストで嚥下障害が疑われたら，嚥下機能検査を受けるのが望ましい．標準的検査としては嚥下造影（videofluoroscopy；VF）と嚥下内視鏡（videoendoscopy；VE）の2つがある．詳細は日本摂食嚥下リハビリテーション学会ホームページの記載事項[5)6)]をもとに説明する．

1．嚥下造影（VF）（図4，5）[5)]

解剖学的に画像が理解しやすい．

嚥下・誤嚥の状態は食物の形態・量・温度などによって異なるため，各施行における姿勢・検査食などの条件を明記し，条件による違いについても評価する．

VFは特殊な条件下で行われるため，検査結果が必ずしも患者の平常の状態を反映しているとは限らない．結果の判断にあたっては，検査時の体調・疲労度・姿勢など検査に影響を与える要因や臨床症状・経過を勘案する．観察するどの嚥下動態が一番よい状態の嚥下（best swallow）か，一番悪い状態の嚥下（worst swallow）かを十分に考慮する．可能ならばVFチェアで行う．

1）各施行における検査条件
(1)姿勢：体幹傾斜角・頸部の角度
(2)検査食：種類，形態，一口量，温度（特別な場合）
(3)造影剤：種類，濃度
(4)摂食方法：摂食に用いた食器，および自立摂食か介助摂食か
(5)嚥下手技：頸部回旋法，息こらえ嚥下，頸部突出法など，用いた手技
(6)撮影方向：正面・側面・斜位（必要に応じて）

2）検査に影響する要因
体調，疲労，緊張度などは，検査中の嚥下状態に影響を及ぼす．

3）嚥下動態の評価
1施行ごとに以下の項目について，3：良好または正常範囲，2：やや不良・やや異常，1：不良・異常，の3段階で評価する．各運動の協調性やタイミングのずれなども観察する．

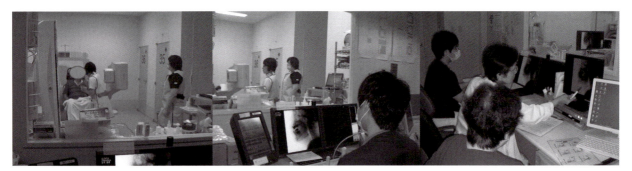

図4 VF
家族・ケアスタッフの同席

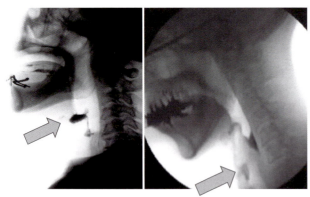

図5 VF
咽頭残留と誤嚥

a）側面像
①食物の取り込み，②咀嚼・押しつぶし，③口唇からの漏出，④口腔内保持，⑤食塊形成，⑥口腔残留，⑦咽頭への送り込み，⑧嚥下反射惹起時間，⑨口腔への逆流，⑩鼻咽腔への逆流，⑪食道入口部の通過，⑫喉頭侵入，⑬誤嚥，⑭反射的なむせ，⑮誤嚥物の喀出，⑯喉頭蓋谷残留，⑰梨状窩残留

b）正面像：左右差の観察が重要
①食塊の通過経路，②喉頭蓋谷残留，③梨状窩残留，④食道残留，⑤食道内逆流（正面像のほうが側面像より観察しやすい），⑥胃食道逆流

4）咽頭残留が認められた場合

以下の手技を参考にして，残留しない嚥下方法および残留除去の方法を検討する．
(1)嚥下の意識化（think swallow：飲み込む前に，これから飲むことを意識する）
(2)空嚥下を繰り返す（複数回嚥下，追加嚥下）
(3)交互嚥下（ピューレ状のものとゼリーなど，物性の異なるものを交互に嚥下する）
(4)頸部回旋嚥下（横向き嚥下）
(5)頸部前屈嚥下（顎引き嚥下）
(6)喀出，吸引など

2．嚥下内視鏡（VE）（図6, 7）[6]

ベッドサイドで何回も検査ができる利点がある．

評　価：VEでは，嚥下関連器官の構造と，運動や感覚機能の状態（特に左右差），咽頭や喉頭内の貯留物の状態，反射の惹起性，嚥下反射前後の咽頭や喉頭内の食塊の状態，などを評価する．

VEでは，咽頭期嚥下運動（嚥下反射）そのものは，嚥下反射中の視野消失（ホワイトアウト）のため観察することはできない．したがって，発声や咳払いなどの嚥下ではない課題で，運動や感覚機能を評価することと，咽頭や喉頭内の貯留物や残留物のような，嚥下運動の後にみられる状態を観察し評価することが特に重要である．

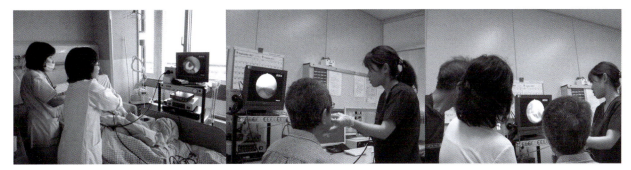

図6 VE
本人・家族との供覧

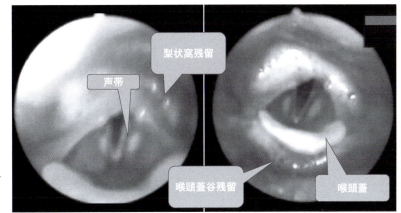

図7
VE
咽頭残留．梨状窩(左)・
喉頭蓋谷(右)の残留

＜ポイント＞
　VFやVEで大切なことは，嚥下機能評価を患者・家族・ケアスタッフと情報共有をすることである．

文　献
1) 日本摂食嚥下リハビリテーション学会　医療検討委員会：摂食嚥下障害の評価【簡易版】　2015.〔http://www.jsdr.or.jp/wp-content/uploads/file/doc/assessment2015-announce.pdf〕
2) 福岡達之：気付かれない摂食嚥下障害．松田　暉ほか編．摂食嚥下ケアがわかる本　食の楽しみをささえるために．18-21，エピック，2013．
3) 今井教仁：嚥下の検査．松田　暉ほか編．摂食嚥下ケアがわかる本　食の楽しみをささえるために．22-30，エピック，2013．
4) 馬木良文：嚥下機能を調べる検査．湯浅龍彦ほか編．神経　筋疾患　摂食・嚥下障害とのおつきあい～患者とケアスタッフのために～．8-15，全日本病院出版会，2007．
5) 日本摂食嚥下リハビリテーション学会医療検討委員会(二藤隆春ほか)：嚥下造影の検査法(詳細版)　日本摂食嚥下リハビリテーション学会医療検討委員会2014年度版．日摂食嚥下リハ会誌，18(2)：166-186，2014．〔http://www.jsdr.or.jp/wp-content/uploads/file/doc/VF18-2-p166-186.pdf〕
6) 日本摂食・嚥下リハビリテーション学会医療検討委員会(武原　格ほか)：嚥下内視鏡検査の手順2012改訂(修正版)．日摂食嚥下リハ会誌，17(1)：87-99，2013．〔http://www.jsdr.or.jp/wp-content/uploads/file/doc/endoscope-revision2012.pdf〕

病院と在宅をつなぐ
脳神経内科の
摂食嚥下障害
―病態理解と専門職の視点―

疾患概要と嚥下障害の特徴と対策

Ⅱ. 疾患概要と嚥下障害の特徴と対策

1 筋萎縮性側索硬化症

市原典子

Ⅰ 概　要

　筋萎縮性側索硬化症（amyotrophic lateral sclerosis；ALS）とは，全身の運動神経が変性することにより全身の筋萎縮と筋力低下をきたす疾患である．

Ⅱ 疫　学

　発症は 60～70 歳代が多く，有病率は 10 万人あたり 7～11 人である．ほとんどが孤発性だが，約 5％ の患者に家族歴がみられる．女性より男性にやや多い．

Ⅲ 原　因

　一部の遺伝性のタイプ以外は原因が未だに明らかでなく，治療法確立のための研究が必要であることから，厚生労働省が「指定難病」としている．近年，病因遺伝子の研究から徐々に病態が解明されつつある．

Ⅳ 症　状

　初発部位は，上肢筋，下肢筋，球筋（口唇・舌・咽頭などの筋），呼吸筋と様々であるため，初期には個々の患者で全く別の疾患であるかのように症状が異なる．しかし，最終的にはすべての患者が四肢全廃となり重篤な嚥下障害および呼吸筋麻痺をきたす．嚥下障害が進行すれば，経口摂取をしなくても唾液誤嚥による肺炎や窒息を引き起こすため，気管切開などの外科的処置が必要となる．呼吸筋麻痺が進行すれば，重篤な呼吸不全を引き起こし，気管切開下人工呼吸（tracheostomy positive pressure ventilation；TPPV）を行わなければ死に至る．およそ 2 割の患者に認知症を認めるとされ，行動異常，意欲低下，言語機能低下などが特徴である．

Ⅴ 治　療

　医療保険で使用できる治療薬はリルゾール（リルテック®）の内服，エダラボン（ラジカット®）の点滴のみであるが，効果は両者とも症状の進行を若干遅らせるにとどまる．近年，ALS 患者由来の人工多能性幹細胞（iPS 細胞）を用いることで治療薬探索が容易になったため，良質な治療薬の開発に期待が持たれる．

VI 予後

　10%程度は発症1年以内に死亡する一方で、5〜10%の患者が発症10年後に生存しているとされる。予後を左右する合併症は嚥下障害と呼吸不全であるが、経管栄養、気管切開、人工呼吸を行えばその後の経過は良好で、呼吸器装着後数十年を経過して健在な患者もいる。

VII 嚥下障害の病態(図1)

1. 嚥下障害の原因

　ALSの嚥下障害の原因は、嚥下関連筋(口唇、舌、咽頭、喉頭の筋肉)の筋力低下である。他の疾患でよくみられる嚥下反射の遅れなどのタイミングのずれは目立たず、筋力低下による嚥下圧の低下が障害の中心である。

2. 嚥下障害のタイプ

　ALSの嚥下障害では、障害が口腔期から始まるタイプと咽頭期から始まるタイプがあり、患者によっては両期の機能が乖離している場合もある。構音障害と流涎がみられても固形物の経口摂取が可能な患者もいれば、構音障害が明らかでなくても誤嚥をきたす患者もみられる。後者のタイプは発見が難しいため、注意して問診を行う必要がある。

3. 嚥下障害の出現時期

　ALSの病期のなかで、嚥下障害が出現する時期については患者により異なる。嚥下障害が初発症状となる患者もいれば、TPPVを開始し寝たきりの状態になっても常食を摂取している患者もいる。また、嚥下障害の出現時期に他のどの部位の症状がどの程度合併しているかによって、症状は大きく左右される。食物の誤嚥や喉頭侵入を認めても、呼吸筋麻痺がなければ喀出可能だが、呼吸筋麻痺が進行していれば、喀出困難となり肺炎や窒息のリスクが上がる。嚥下障害の経過中に頸部・体幹の筋力低下が出現すれば、姿勢調整による飲み込み方の工夫が困難となり、嚥下障害が急激に悪化することもある。

4. 嚥下障害の評価

　ALSにおいては、感覚障害がなく認知機能も保たれることが多いため自覚症状の信頼性

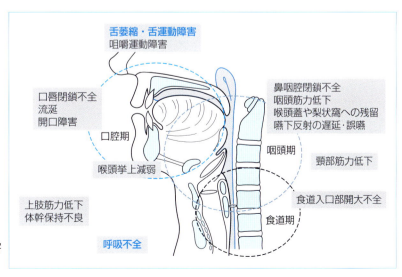

図1
ALSの摂食嚥下障害

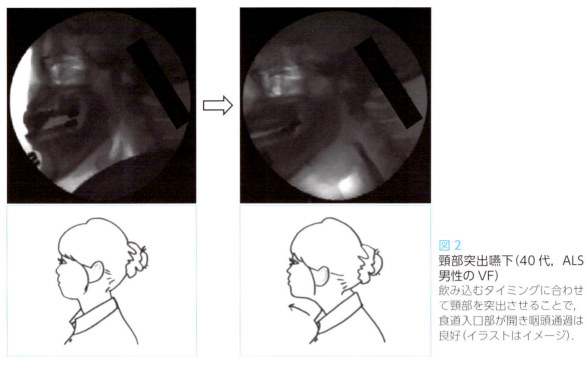

図2
頸部突出嚥下（40代，ALS男性のVF）
飲み込むタイミングに合わせて頸部を突出させることで，食道入口部が開き咽頭通過は良好（イラストはイメージ）．

が高い．しかし中には不顕性誤嚥をきたす患者もおり，嚥下造影（videofluoroscopy；VF）などの客観的評価を経時的に行うことが必要である．VFでは，口腔内残留，嚥下反射のわずかな遅延，喉頭挙上不全，鼻咽腔閉鎖不全，喉頭侵入，咽頭残留などが高頻度の所見である．誤嚥自体は少ないが，誤嚥の4割が不顕性誤嚥との報告がある．

Ⅷ 嚥下リハビリテーション

1．代償嚥下と体位

ALSでは，嚥下障害の進行の過程で自ずと理にかなった代償方法を身につけ，嚥下の際に絶妙なタイミングで行っているのをよく見かける．最も頻度の高い「頸部突出嚥下」には，開きの悪くなった食道入口部を解剖学的に開く効果がある．嚥下圧が低下し，食道入口部が開かなくなるALSにおいて理にかなった代償方法といえる．頸部突出嚥下のVF画像を図2に示した．体幹や頸部の筋力低下が進行し座位保持が難しくなると，リクライニング位での食事となりがちである．リクライニング位では頭部が固定されるため頸部突出などの代償嚥下が妨げられ，さらに臥位に近づくほど咽頭腔が潰れ食道への送り込みが困難となる．すなわちALSの食事の体位では，いかに上体を起こし頸部の可動性や咽頭腔を保てるかが鍵となる．頸部の筋力低下による解剖学的変化を図3に示した．

2．ALSの嚥下食

嚥下関連筋の筋力低下に伴い嚥下圧が低下するALSにとって，食形態は非常に重要である．低い圧で食塊を食道に送り込む必要があるため，流動性の高い形態が求められる．一般的に誤嚥傾向のある患者では，トロミ剤の使用が有効であるが，ALSにおいては，トロミ剤によって増した付着性のために咽頭残留が増加し，誤嚥につながることもある．その場合，流動性の高いトロミあんを和えることで，食塊形成および咽頭への送り込みを改善させ，咽頭残留を減少させることが可能である．トロミあんの効果を図4に示した．この

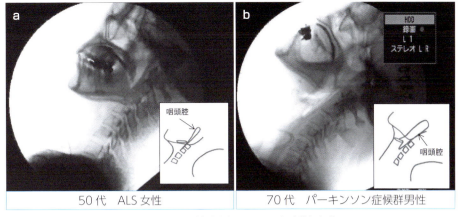

図3 頸部の筋力低下による解剖的変化
a：ALSの場合，30°リクライニング位において，解剖学的に顎が強く引かれ，喉頭が押しつぶされ，咽頭腔は確認できない．
b：aと同様の30°リクライニング位において，重度咽頭期障害を認めるパーキンソン症候群患者では舌骨や喉頭の位置，咽頭腔の大きさは保たれており，ALSにみられるような解剖学的異常所見はみられない．

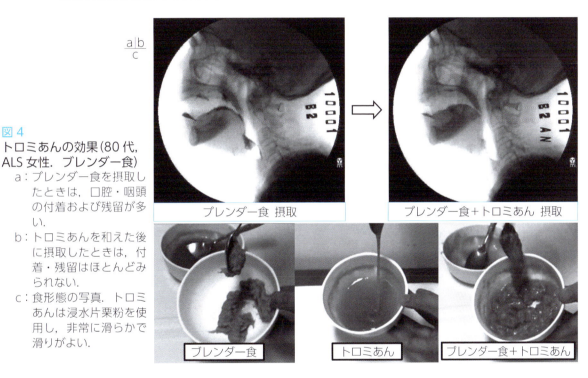

図4
トロミあんの効果(80代，ALS女性．ブレンダー食)
a：ブレンダー食を摂取したときは，口腔・咽頭の付着および残留が多い．
b：トロミあんを和えた後に摂取したときは，付着・残留はほとんどみられない．
c：食形態の写真．トロミあんは浸水片栗粉を使用し，非常に滑らかで滑りがよい．

方法は誤嚥防止につながるだけでなく，食事時間の短縮や嚥下関連筋の疲労予防にも有用である．

3. 間接訓練

　ALSにおいては筋疲労が起こりやすいため，過剰な訓練は状態悪化の原因となる．筋力増強を目的とした，舌・口唇の抵抗訓練や頭部挙上訓練，メンデルソン手技などについては，少なくとも食前に行うことを避けるべきである．ALSに有用な間接訓練のエビデンスは少ないが，厚生労働省班研究において，他動的口腔周囲筋マッサージと嚥下誘発部位の冷却刺激の有効性が報告されている．口腔周囲筋マッサージによって，検査食摂取時間の

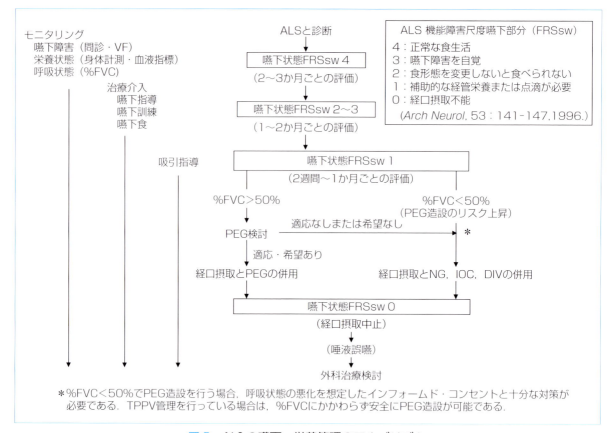

図5 ALSの嚥下・栄養管理のアルゴリズム
(厚生労働省精神・神経疾患研究委託費「政策医療ネットワークを基盤とした神経疾患の総合的研究」班研究報告書 2006より)

有意な短縮、舌の可動域や開口幅の拡大、自覚症状の改善などの効果が得られている。冷却刺激では嚥下反射の増強が示唆されている。

4. 経管栄養

ALSは病初期には代謝の亢進を認めるとされているが、疾患が進行するにつれ呼吸不全のストレスや嚥下障害の進行も加わり栄養障害を起こしやすい。栄養障害は嚥下障害を加速させ悪循環に陥らせるため、食事量が不足すれば経管栄養の併用が必要となる。経管栄養のなかで最も推奨される方法は経皮内視鏡的胃瘻造設術(percutaneous endoscopic gastrostomy；PEG)である。早めにPEGを行っておけば、調子の悪い日や障害が進行した際に、遅滞なく経管栄養の併用を開始できる。ただし呼吸筋麻痺が進行すると安全にPEGができなくなるため、努力肺活量(FVC)が50%を切る前に行うことが望ましい。経鼻経管栄養は、鼻から胃までチューブを挿入し留置する方法であり、不快感や外観の面から極限まで挿入を受け入れない患者が多い。また、挿入後は咽頭のチューブが嚥下を妨げ、感染源になることからも勧められない。それと比較し間欠的経口経管栄養法(intermittent oral catheterization；IOC)は、必要時に口からチューブを飲み込み、栄養剤注入後は抜いてしまう方法で、チューブ留置によるデメリットがないため試してみるべき方法といえる。口からのアプローチであるため嘔吐反射が保たれている患者には苦痛を伴うが、反射が低下している患者には非常に有用である。

5．嚥下障害の手術療法

　嚥下障害，呼吸筋麻痺が進行すると外科的処置を行わないと生命を維持できなくなる．気管切開術を行いスピーチタイプの気管カニューレを挿入し特殊な機械的人工呼吸管理を行うことで，TPPVを行いながら発声や経口摂取が可能な患者もいる．構音・嚥下機能が低下し，音声でのコミュニケーションが不能な場合は，誤嚥防止術を行うことで喀痰量の減少や呼吸器感染症の合併率を下げることができ，嚥下障害が軽快する場合もある．ALSの場合，他の術式より喉頭全摘術のほうが術後の経口摂取状況が良好とする報告[4]がある．

6．ALSの嚥下・栄養管理のアルゴリズム[5]

　厚生労働省研究班で作成された「ALSの嚥下・栄養管理のアルゴリズム」を図5に示した．これはALS摂食嚥下障害の指標として感度が高いとされる機能障害尺度嚥下部分（functional rating scale swallowing part；FRSsw）に沿って嚥下・栄養管理の注意点をまとめているので，参考にしていただきたい．

文　献

1) 日本神経学会監,「筋萎縮性側索硬化症診療ガイドライン」作成委員会編：筋萎縮性側索硬化症診療ガイドライン2013, 南江堂, 2013.
2) 市原典子ほか：筋萎縮性側索硬化症の摂食嚥下障害. 神経内科, **87**：593-600, 2017.
3) 市原典子：筋萎縮性側索硬化症（ALS）. 野﨑園子ほか編．DVDで学ぶ神経内科の摂食嚥下障害. 37-47, 医歯薬出版, 2014.
4) 市原典子ほか：筋萎縮性側索硬化症における嚥下障害の外科治療. 医療, **59**：120-125, 2005.
5) 市原典子：筋萎縮性側索硬化症の摂食・嚥下障害—ALSの嚥下・栄養管理マニュアル—. 医療, **61**：91-98, 2007.

II. 疾患概要と嚥下障害の特徴と対策

2 パーキンソン病

平野牧人

I 概　要

　パーキンソン病(Parkinson's disease；PD)は、震え(振戦)、筋肉のこわばり(固縮)、動きにくさ(無動)といったパーキンソン症状を呈する代表的疾患である．その後、立位や歩行が安定しないという姿勢反射障害のため、転倒や突進歩行などが出現してくる．摂食嚥下機能は初期から中期には障害され、PD 患者全体の約半数にみられる[1]．PD の重症度分類として Hoehn & Yahr 重症度分類[‡1]が有名であるが、最軽症の I 度であっても嚥下機能検査で異常が指摘されることがある．誤嚥があっても本人や周囲が気づかないことがしばしばあるので、患者や家族の話のみではなく、診察や検査所見を総合して判断する．

II 疫　学

　有病率は日本で人口 10 万人あたり 120～150 人とされ、高齢化に伴って増加している．神経内科で診療を受ける最も多い疾患の1つである．

III 原　因

　加齢、環境因子、遺伝因子(体質)などが関与しているとされるが、原因は十分に解明されていない．中脳にある黒質でのドパミン産生神経の機能不全・変性により、その神経が連絡している大脳の線条体で、ドパミンが不足することが主たる病態である．しかし、黒質のみならず、脳内にある他の部位、あるいは心臓に分布する交感神経節のドパミン産生神経の変性も報告されている．また、残存神経細胞の細胞質に Lewy(レビー)小体というαシヌクレイン蛋白を含む凝集が出現する．家族歴がない場合が多いが、全体の数％に遺伝子異常があるとされる．原因遺伝子として、αシヌクレインをコードする *SNCA* 遺伝子、パーキンをコードする *PARK2* 遺伝子が有名であるが、その他 *DJ1*、*PINK1*、*CHCHD2* 遺伝子などが報告されている[2]．

　環境因子として、農薬、マンガンへの曝露はリスクとして考えられている．一方、カフェインは保護的に働くとされるが、PDではその吸収障害も関与していることが報告された[3]．

[‡1] Hoehn & Yahr 重症度分類：I 度は片側性障害、II 度は両側性で軽症、III 度では姿勢反射障害が加わり、IV 度では歩行以外の生活面で部分介護が必要、V 度では自力歩行不能な状態．

Ⅳ 症　状

　　初発症状は，安静時の手指振戦が多い．また，固縮や無動に関連して，字が書きにくいあるいは字が小さくなった，パソコンマウスのダブルクリックができない，キーボードを使いにくいなどの巧緻運動障害や，歩行速度や生活動作が遅くなることで気づかれることもある．通常一側上肢または下肢より始まり，上下肢へ，さらに対側四肢や体幹に広がる．振戦は最初からない場合，途中から消失，逆に悪化，動作時にも出現する場合など様々である．初期から転倒することは少ないが，進行に伴い突進歩行や転倒が出現する．また，側屈や前屈などの姿勢異常も出現する．認知機能は低下するとされるが，病初期から高度であることは少ない．アルツハイマー病のような記憶障害よりも，集中力低下などで気づかれる場合もある．また，幻覚が多い．自律神経障害として，便秘が病前または初期から多いが，その他，食事性低血圧，起立性低血圧が生じる．

　　症状は日内変動し，病初期には睡眠後に改善することが多い．しかし，進行するに従い，内服薬剤の効果が切れてくる起床時に症状が悪化する．また，同じ薬剤量であっても，次第に効果が減弱するウェアリング・オフ現象が生じると，起床時に加え，昼食前や夕食前に症状が悪化する傾向がある．病状の進行に伴い，薬剤の効きすぎに関連したジスキネジアと呼ばれる不随意運動が生じ，四肢や頭頸部・体幹が落ち着きがなく動くことがある．

Ⅴ 治　療

　　ドパミンの原料を補充するL-DOPA(ネオドパストン®など)，ドパミン受容体を直接刺激するドパミンアゴニスト(経口，非経口など数種類)が頻繁に使用される．L-DOPAの効果時間短縮であるウェアリング・オフ現象に対して，セレギリン塩酸塩(エフピー®)，エンタカポン(コムタン®)，イストラデフィリン(ノウリアスト®)が用いられる．振戦にはしばしばゾニサミド(トレリーフ®)が有効である．治療薬の詳細は難病情報センターのホームページに掲載されている(http://www.nanbyou.or.jp/entry/169)．以前はよく用いられていた抗振戦作用に優れるトリヘキシフェニジル塩酸塩(アーテン®など)は認知機能低下や幻覚が生じやすく，ジスキネジアに有効とされるアマンタジン塩酸塩(シンメトレル®)も幻覚が生じやすいため，使用は限定的である．最近，L-DOPA/カルビドパ水和物配合経腸用液(LCIG，デュオドーパ®)を胃瘻造設後に持続ポンプを用いて投与する方法が保険適用になり，ウェアリング・オフ現象やジスキネジアの強い場合に，安定した運動機能改善がはかれるようになった．

　　治療薬は原則として，急激な減量・中止をしてはいけない．そのような場合には，発熱，高度の固縮が出現する悪性症候群が発症し，死に至る場合がある．また，この場合には経口摂取ができず，原則として非経口の抗PD薬投与を行う．

　　脳深部刺激法(deep brain stimulation；DBS)は，外科的に脳内の視床下核(subthalamic nucleus；STN)または淡蒼球内節(internal segment of globus pallidus；GPi)に電気プローブを留置し，刺激を与えて同部位の機能を低下させ，症状の改善をはかる．効果が強いSTN刺激が頻用される．進行期の患者に行われ，内服を半量程度にでき，オフ時間とジスキネジア減少をもたらす．ただし，嚥下に対する影響としてSTNで悪化，GPiでは不変という少数例の報告がある[7]．

VI 予 後

　日本での報告によると，PDの死因は，肺炎，気管支炎で約4割（多くは誤嚥性と推定），窒息と栄養障害を合わせて1割強である[1]．PD以外で亡くなる患者が4割であることを考えると，PD自体で亡くなる患者のほとんどは摂食嚥下障害関連死のようである．肺炎はPD以外の高齢者でも死因の上位であるが，PD患者では，対照者に比べて2倍以上肺炎で死亡している[5]．

VII 摂食嚥下障害の病態

　PDで生じる病態は多岐にわたる（図1）．嚥下は便宜上5期に分けて考えられており，PDでは先行期，準備期，口腔期，咽頭期，食道期の5期すべてが様々な程度に障害される[8]．先行期では，認知機能が低下することで，食べ物の判別などに影響を受ける可能性があり，うつ状態では，食欲が低下する．上肢の固縮，振戦などで，口に運びにくくもなる．準備期では，口唇の閉鎖不全，食塊の形成不全などが生じる．口腔期では，舌の振戦や無動などにより，咽頭への送り込みが障害され，咽頭期では，喉頭蓋の閉鎖不全，咽頭収縮不全，喉頭侵入，誤嚥などが生じる．また，上部食道括約筋（輪状咽頭筋）の弛緩不全により咽頭残留量が増加する．食道期では，自律神経障害のため蠕動の低下，逆流性食道炎が生じる．嚥下造影（videofluoroscopy；VF）はこれらすべての過程を観察できる．

　摂食嚥下障害は，Hoehn & Yahr重症度分類とは乖離することがあるが，その頻度や程度は進行期のほうが高度となる．咽喉頭の感覚低下が生じやすく，不顕性誤嚥が多い．この不顕性誤嚥とは，誤嚥していても肺炎・気管支炎が現れないという意味でなく，誤嚥していても咳や患者の自覚症状がなく，周囲にもわからない状態である．咳が出現する誤嚥（顕性誤嚥）に比べて危険であり，生命予後に直結する[5]．不顕性誤嚥が多い理由は十分には解明されていないが，ドパミンは脳内ネットワークを介して咽喉頭の感覚を鋭敏にし，嚥下反射を促進する．PDでドパミンが低下すると，そういった感覚が鈍感になるとされる[4]．

　ウェアリング・オフ現象の出現時には，オフ時の摂食は避ける．また，ジスキネジアも強すぎると摂食困難となるので，そういった時間帯も避ける．

　嚥下を悪化させる因子として，PD患者に対して時に処方される，あるいは他院から処方されている抗うつ薬，抗不安薬，非定型抗精神病薬の一部は，摂食嚥下障害の副作用が知られている[9]．少量でも生じる場合もあるので，薬剤の減量，中止，変更を考慮する．また，トリヘキシフェニジルは抗PD薬であり，唾液量を減らし，流涎を減らすことが指摘されているが，唾液が減りすぎても嚥下に支障があるので，口腔の乾燥状態などに留意が必要である．

　その他の因子としては，次項にもあるように姿勢や頭位，口腔環境，食事環境はPDに限らず高齢者全般で摂食嚥下障害を出現または悪化させる．姿勢異常に関しては，ドパミンアゴニストであるプラミペキソール塩酸塩水和物（ビ・シフロール®など）の内服時に，前屈，側屈が出現することがあり，薬剤の変更により改善する場合があるので，主治医と

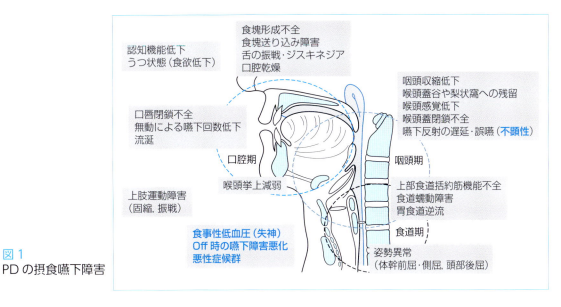

図1 PDの摂食嚥下障害

相談することも重要である.

　嚥下機能への効果については，最も強力な抗PD薬であるL-DOPAでは，報告により異なる．前述のLCIG療法も嚥下に対する論文報告はない．一方，ドパミンアゴニストでは，これまでアポモルフィン注射剤（アポカイン®）や自験例のロチゴチン貼布剤（ニュープロパッチ®）で，摂食嚥下障害が有意に改善したという少数例での報告がある[5]．症例を少し増やした自験例の後方視的調査でも，結果は同様であった[6]．ロチゴチンの用量依存性に関しては，まだ解析症例が少ないが，増量で誤嚥が消失する場合がある（図2）．その他のアゴニストで嚥下機能を改善する論文は調べた限りない.

　摂食嚥下障害に直接関連する徴候として，よだれ（流涎）が挙げられる．患者の社交性を妨げると同時に，口腔の清潔維持を困難にし，唾液誤嚥さらに誤嚥性肺炎につながる症状として重要である．流涎の頻度は10〜84%とされるが，有効な治療はそれほど多くない．姿勢障害や無意識の開口などにも関連するが，VF上の異常所見や自発的嚥下回数低下が関連すると報告されている（日本神経筋疾患摂食・嚥下・栄養研究会（https://www.jsdnnm.com/col/)）[4][5].

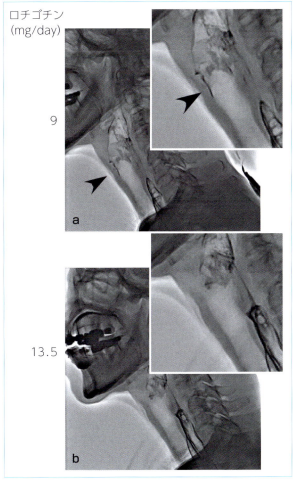

図2　PD患者のVF
79歳，女性．72歳時に発症した．L-DOPA換算量400 mgを内服しており，ロチゴチン貼布剤9 mg/dayも数か月以上使用していた．貼布後約18時間後の検査で不顕性誤嚥（a，矢頭）が検出された．ロチゴチンを13.5 mg/dayへ増量し，約1か月後の同時刻の検査では誤嚥は消失した(b).

Ⅷ 嚥下リハビリテーション

　本疾患では側屈，前屈のような姿勢障害が生じやすい．そのような場合に消化管が圧迫されて食事量が保てないことが多い．特に，顎が上がる姿勢では，咽頭腔が弛緩し，摂食嚥下障害が生じやすい．クッションやベルトなどにより，正しい姿勢を安定させることは，誤嚥を減らし安全な嚥下のために重要である．

　口腔環境として，重要なのは歯の状態と口腔の衛生である．合わなくなったなどの理由で，入れ歯をしない場合が意外に多い．歯が欠けていると，口腔内圧が上昇しにくくなり，嚥下機能が低下する．歯磨きや舌磨きは，嚥下機能維持および誤嚥性肺炎の予防になる．周囲の環境は，食事に集中するようテレビ，ラジオなどを観ながら・聴きながらを避け，摂食リズムが一定となるように心掛ける．ふいに話しかけることは，避けなければいけない．ただし，嚥下運動が無動（すくみ）のためうまくできない場合には，リズムを作る掛け声により嚥下を促すことは，一定の効果があると考えられる．Nozaki らは，メトロノームを用いた嚥下訓練を行っている[10]．これは，メトロノームで 0.6〜1 Hz の自己リズムを刻み，6 拍ごとの合図音に合わせてゼリーを嚥下するように指示，合計 15 回嚥下するというものである．これにより口腔期の有意な改善がみられた．

　一般に，多量の飲み物，食物を嚥下する際に誤嚥が生じやすいので，少量ずつ摂取する．トロミ剤を用いると誤嚥を予防できる場合が多い．頸部を後屈しなくても飲める鼻があたらない U コップ，適当な大きさのスプーンなどの食器も嚥下を助ける．呼気筋力訓練を行うと，呼気速度が増加し，喉頭侵入・誤嚥スコアが改善する[1]．咽頭残留が多い患者では，嚥下後の随意的な咳払いをするように指導し，明らかな誤嚥が疑われる場合には，吸引器の導入も勧める．

文　献

1) 野﨑園子：パーキンソン病（PD）．野﨑園子ほか編．DVD で学ぶ神経内科の摂食嚥下障害．8-18，医歯薬出版，2014．
2) Yoshino H, et al：Homozygous alpha-synuclein p. A53V in familial Parkinson's disease. *Neurobiol Aging*, **57**：248. e7-248. e12, 2017.
3) Fujimaki M, et al：Serum caffeine and metabolites are reliable biomarkers of early Parkinson disease. *Neurology*, **90**：e404-e411, 2018.
4) 平野牧人：パーキンソン病と嚥下障害．*Frontiers in Parkinson Disease*, **10**：220-224, 2017．
5) Hirano M, et al：Rotigotine transdermal patch improves swallowing in dysphagic patients with Parkinson's disease. *Dysphagia*, **30**：452-456, 2015.
6) 平野牧人：Parkinson 病と多系統萎縮症の摂食嚥下障害．神経内科，**87**：601-607，2017．
7) Troche MS, et al：Swallowing outcomes following unilateral STN vs. GPi surgery：a retrospective analysis. *Dysphagia*, **29**：425-431, 2014.
8) 平野牧人：ビデオによる嚥下障害の解析．鈴木則宏ほか編．Annual Review 神経 2018．1-12，中外医学社，2018．
9) 野﨑園子ほか：薬剤による摂食嚥下障害の実態調査と危険因子の分析─摂食嚥下認定看護師・臨床薬剤師と介護者の連携による早期発見と対応マニュアルに向けて─．*J Sugiura Foundation Dev Community Care*, **3**：30-33，2014．
10) Nozaki S, et al：Rhythm therapy with a metronome to treat dysphagia in patients with Parkinson's disease. *Deglutition*, **1**：400-408, 2012.

II. 疾患概要と嚥下障害の特徴と対策

3 進行性核上性麻痺

野﨑園子

I 概要[1)]

　進行性核上性麻痺(progressive supranuclear palsy；PSP)は，中年期以降に発症し，易転倒性，核上性注視麻痺，パーキンソン症状，認知症などを特徴とする．発症の原因は不明である．男性に多く発症する．

　初発症状はパーキンソン病(Parkinson's disease；PD)に似ているが，歩行時の易転倒性，すくみ足，姿勢保持障害が目立つ．進行するにつれて，頭部の後屈と反り返った姿勢，上下の眼球運動障害，構音障害や嚥下障害，記憶の想起障害と思考の緩慢を特徴とする認知症や注意力低下が出現する．徐々に歩行不能，立位保持不能となる．

II 疫学

　我が国の調査における有病率は最近増加しており，10万人あたり10〜20人とする報告もある．平均60歳代で発症するとされているが，最近の報告では平均70歳代で発症するとの指摘もある．

III 原因・病理

　原因：不明
　病理：淡蒼球，視床下核，小脳歯状核，赤核，黒質，脳幹被蓋(図1)の神経細胞が脱落し，異常リン酸化タウ蛋白が神経細胞内およびグリア細胞内に蓄積する疾患である．

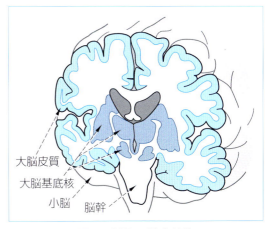

図1　PSPの障害部位
中年期以降に発症．
淡蒼球，視床下核，小脳歯状核，赤核，黒質，脳幹被蓋の神経細胞が脱落

IV 症状

　最大の特徴は，初期からよく転倒することである．著明な姿勢の不安定・注意力や危険に対する認知力の低下のため，何度注意を促しても同じ状況での転倒を繰り返し，顔面直撃による外傷を負うことが多い．
　眼球運動障害は発症初期には認められないことが多いが，上下方視の障害が特徴で，発

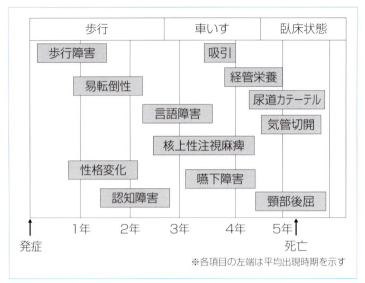

図2　PSPの臨床経過
(饗場郁子ほか：進行性核上性麻痺とは. 医療，59(9)：467-470,
2005〔https://www.jstage.jst.go.jp/article/iryo1946/59/9/
59_9_467/_pdf〕. より)

症3年程度で出現し，その後水平方向も障害される．
　筋強剛は四肢よりも頸部や体幹に強い．進行すると頸部が後屈する．動作の開始障害（無動，無言），終了の障害（保続）などもみられる．一見無動にみえる患者が突然立ち上がったり，突発的な行動を起こす．認知症を合併するが程度は軽い．
　初発症状はPDに似るが，安静時振戦は稀で，歩行時の易転倒性，すくみ足，姿勢反射障害が目立つ．進行するにつれて，頸部の後屈と反り返った姿勢，上下方向の眼球運動障害，構音障害や嚥下障害，記憶の想起障害と思考の緩慢，把握反射[‡1]，視覚性探索反応[‡2]，模倣行動[‡3]，使用行動[‡4]などの前頭葉徴候が初期から出現する．徐々に歩行不能，立位保持不能となる．眼球運動は初期には上下方向運動が遅くなり，ついには下方視ができなくなる（図2）．
　画像所見（CTあるいはMRI）では，進行例では中脳被蓋部の萎縮（ハチドリの嘴様といわれる），脳幹部の萎縮，第三脳室の拡大を認めることが多い（図3）．
　上記のような典型的な病型以外に，剖検所見より最近では非定型と呼ばれる病型分類がなされるようになり，「パーキンソン病型」「純粋無動症型」「小脳型」「大脳皮質基底核変性症型」と呼ばれる病型などがある．
　「パーキンソン病型（PSP-P）」では，PDに似て，左右差が明らかで初期にはL-DOPAが中等度有効である．通常のPSPの経過に比べ，ゆっくりした経過をたどる．PDと診断されていることもある．

[‡1] 把握反射：患者の手掌を指球から指先にかけて手指でこすると，検者の指をつかむような動作をすることをいう．把握反射は原始反射の1つであり，通常であれば新生児期に消失するが，前頭葉障害のある患者では再度出現する．
[‡2] 視覚性探索反応：目の前のものを手をのばしてつかむ．
[‡3] 模倣行動：指示されないのに目の前の動作をまねる．
[‡4] 使用行動：指示されないのに目の前の道具を使う．
[‡1]～[‡4]は前頭葉徴候である．

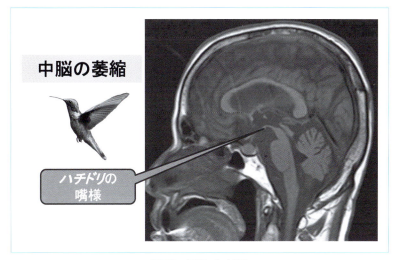

図3　PSP の MRI

「純粋無動症型(PSP-PAGF)」は，歩行時のすくみ足や言葉のすくみを主徴とし，L-DOPAは無効といわれている．進行は緩徐で，他のPSP症状は数年経ってから，眼球運動障害は末期になるまで出現しないことが多い．筋強剛や振戦を欠く．

「小脳型(PSP-C)」は，初期に小脳性運動失調が明らかである．初期には脊髄小脳変性症(spinocerebellar degeneration：SCD)と診断されることがある．

「大脳皮質基底核変性症型(PSP-CBS)」は失行，失語，ジストニアなどが，左右どちらかに強く現れる．これらの症状は大脳皮質基底核変性症と診断されることも多い．

上記のように様々な臨床病型が知られるようになったため，典型的なPSPの症状・経過をとるタイプに対して，初めてPSPを報告した著者にちなみ，Richardson症候群(PSP-RS)と呼ぶことが多くなった．

V　治療法

治療としては，初期にはL-DOPAが効く場合があるが，効果は長続きしないことが多い．また，抗うつ薬が奏効する場合もある．リハビリテーションとして，筋力・バランスの廃用予防と，頸部・体幹のストレッチ運動，バランス訓練，言語訓練，嚥下訓練などを併用する．転倒対策として，転倒予防や受傷予防のための環境整備を行う．

VI　予後

ADL低下の進行は速く，我が国の剖検例の検討では発症後2〜3年で車いす生活，4〜5年で臥床生活になる．平均罹病期間(発症から亡くなるまでの期間)は5〜9年という報告が多い．一方，非定型のパーキンソン病型や純粋無動症型は進行が緩徐で，罹病期間が10年以上であることも少なくない．死因は肺炎，喀痰による窒息などが多い．

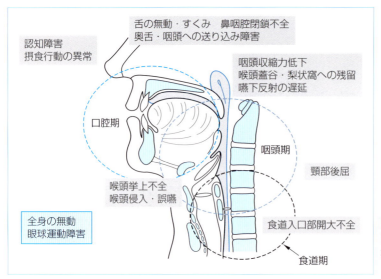

図4
PSPの摂食嚥下障害病態

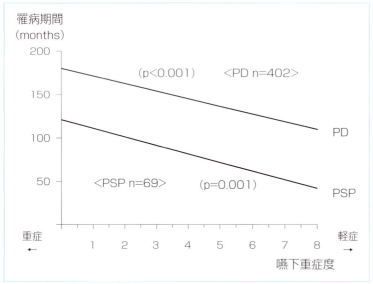

図5
罹病期間と嚥下の重症度

Ⅶ PSPの摂食嚥下障害

1．概　要

　　PSPの初発症状はパーキンソン症状であることが多く，摂食嚥下障害の病態もPDに類似している．摂食嚥下障害はPDより早く発症し，重症化の速度も速い．肺炎が重症化しやすく，生命予後は発症後平均2～3年との報告もある．病初期からの易転倒性と認知障害があることが，肺炎発症に強くかかわっているとのデータが多いが，一方で，肺炎は必ずしも嚥下障害と関連していないとの報告もある[2]．

2．病態と特徴（図4）

　　高率に嚥下障害をきたす．100%との報告もある[3]．罹病期間と嚥下重症度（摂食嚥下障害の臨床的重症度に関する分類）に関係がある（図5）．疾患重症度と嚥下重症度にも関係がある．

　　食べ方の異常行動と随伴症状も指摘されている（国立病院機構31施設の調査）（表1）[4)5]．

表1 食べ方の異常と随伴症状(文献4より)

食べ方の異常	誤嚥に関連した随伴症状
食事時間延長　36% 食事時間短縮(食事をかき込む)　9% 口に溜めたまま止まる　21% 口からこぼれる　18% 反り返って食べる　16% 食べ物を吹き出す　16%	咳・痰　63% 食事中のむせ　49% 3か月以内の気道感染症　47% 湿声　42% 呻吟　39%

食塊形成不全，口腔・咽頭内残留，喉頭侵入，嚥下反射の遅れなどが特徴で，舌の運動不良と協調不全，軟口蓋挙上不良，舌根部の運動不良などの報告もある．嚥下反射の遅れを有意に認め，それに影響されて咽頭通過時間および総嚥下時間にも有意な延長がみられる[1)6)]．

PDと比較すると軟口蓋挙上不良による咽頭への送り込みの障害を有意に認め，食道入口部括約筋である輪状咽頭筋の弛緩時間が短縮または欠如している[7)]．

3．進行による経時的変化

初期は偽性(仮性)球麻痺[‡5]だが，進行につれて球麻痺[‡6]をきたし嚥下障害は重篤となる．頸部ジストニアによる喉頭蓋の虚脱，食塊コントロール不全，嚥下反射の遅延がみられる．

VIII 摂食嚥下障害対策[8)]

1．リハビリテーションとしての介入

内的リズム障害に対して外部からのきっかけとして，メトロノームに合わせて咀嚼・嚥下することにより無動が改善することがある[5)]．好きな物，食感のよい物，味のはっきりした物で無動が改善することがある．また，下方視障害を助ける角度のついた食台や，上肢のリーチを助けるターンテーブルも有用である(図6)[9)]．頸部後屈位の矯正やリクライニングなどの姿勢調整も有効である．

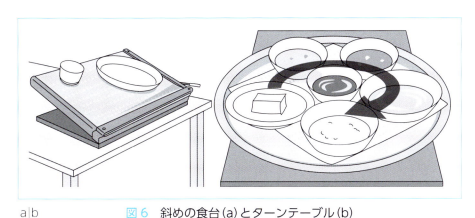

a|b　　図6　斜めの食台(a)とターンテーブル(b)

[‡5] 偽性(仮性)球麻痺：延髄神経核への上位運動ニューロン(大脳皮質〜内包〜中脳〜橋)の障害により起こる大脳病変の脳血管障害やPDなどの変性疾患が原因である．
[‡6] 球麻痺：延髄を通る運動神経による麻痺．球は延髄の慣用語．舌，咽頭，口蓋，喉頭などの筋の運動を支配する脳神経核があり，しばしば咀嚼，嚥下，構音の障害をきたす．

2．栄養管理

嚥下を妨げず，脱水や栄養障害による悪循環に陥らないためには，比較的早期に胃瘻造設を行い，経口摂取と併用することが望ましい．

3．外科治療

唾液の誤嚥による肺炎・窒息のリスクがある場合は気管切開を行う．

発語障害が著明で経口摂取継続の希望がある場合は，誤嚥防止術の適応となる．

文　献

1) 市原典子：進行性核上性麻痺の嚥下障害の評価と治療．神経内科, **56**(2)：156-163, 2002.
2) Tomita S, et al：Impact of aspiration pneumonia on the clinical course of progressive supranuclear palsy：a retrospective cohort study. *PLoS One*, **10**(8)：e0135823, 2015.
3) Kalf JG, et al：Orofaryngeale slikstoornissen bij neurodegeneratieve aandoeningen. *Tijdschr Gerontol Geriatr*, **45**(5)：273-281, 2014.
4) 市原典子：進行性核上性麻痺患者における嚥下障害の特徴と対策．医療, **59**(9)：491-496, 2005.
5) 市原典子：進行性核上性麻痺．野﨑園子ほか編．DVDで学ぶ神経内科の摂食嚥下障害．19-27，医歯薬出版，2014.
6) 市原典子ほか：Videofluorographyをもちいたパーキンソン病，進行性核上性麻痺の嚥下障害の検討．臨床神経学, **40**(11)：1076-1082, 2000.
7) Alfonsi E, et al：Electrophysiologic patterns of oral-pharyngeal swallowing in parkinsonian syndromes. *Neurology*, **68**(8)：583-589, 2007.
8) 神経変性疾患領域における基盤的調査研究班：PSP　進行性核上性麻痺ケアマニュアル．第4版．2017.
9) 馬渕　勝：食を支える姿勢や用具．湯浅龍彦ほか編．神経・筋疾患　摂食・嚥下障害とのおつきあい～患者とケアスタッフのために～．76-84，全日本病院出版会，2007.
10) 難病情報センター：進行性核上性麻痺（指定難病5）．〔http://www.nanbyou.or.jp/entry/4114〕

II. 疾患概要と嚥下障害の特徴と対策

4 多系統萎縮症・脊髄小脳変性症

下畑享良

I 概　要

　脊髄小脳変性症(spinocerebellar degeneration；SCD)は、小脳性運動失調を主症状とし、原因が、感染症、中毒、腫瘍、代謝・栄養障害、血管障害、自己免疫性疾患などによらない疾患の総称である。遺伝性と孤発性に大別され、本邦では約2/3が孤発性である。孤発性のなかで一番多い病型が多系統萎縮症(multiple system atrophy；MSA)である。本稿では患者数が一番多く、しばしば重症となるMSAについて取り上げる。

　MSAは、中年期以降に発症する小脳系、錐体外路系、自律神経系を中心とする神経変性疾患である。歴史的に小脳症状を主徴とするオリーブ橋小脳萎縮症(olivopontocerebellar atrophy；OPCA)、パーキンソン症状を主徴とする線条体黒質変性症(striatonigral degeneration；SND)、自律神経症状を主徴とするShy-Drager症候群(Shy-Drager syndrome；SDS)という独立した疾患として扱われてきたが、共通する病理所見として、主にオリゴデンドログリア細胞質内の不溶化したαシヌクレインからなる封入体(グリア細胞質内封入体：GCI)を認めることから、単一の疾患としてまとめられるようになった。

II 疫　学

　有病率は10万人あたり10人ほどである。

III 原　因

　ほとんどは孤発例であるが、ごく稀に家族内発症がみられ、その一部ではCoQ10合成系遺伝子*COQ2*の変異が同定されている。現在、発症機序について、封入体や遺伝要因を手がかりに研究が進められているが、十分には解明されていない。

IV 症　状

　MSAの診断基準としては、consensus statement(いわゆるGilman分類)が広く用いられている[1]。診断の確実性によりdefinite、probable、possibleの3群に分類し、さらにOPCA、SNDのいずれの病型も自律神経症状を伴うことを根拠として、自律神経症状を主徴とするSDSという用語の使用をやめ、小脳性運動失調を主徴とするMSA-Cと、パーキンソン症状を主徴とするMSA-Pに大別している。

V 治療

　　MSA-Pのパーキンソン症状に対しては，L-DOPA合剤による治療を行う．MSA-Pではパーキンソン病（Parkinson's disease；PD）と比較して効きにくいが，全く効かないということはない．しかし，最初の数年間は有効であるものの，症状の進行に伴い徐々に効果は乏しくなる．

　　またMSAは，様々な睡眠障害や睡眠中の突然死を合併することから，耳鼻咽喉科や睡眠科などの複数の診療科による集学的アプローチが必要である[2]．また，突然死のリスクというデリケートな問題があることに加え，認知症や意思表示能力の低下を合併するため，告知や自己決定が難しい．今後，これらの臨床倫理的問題の議論を深め，さらにコミュニケーション障害に対する取り組みを行う必要がある．

VI 予後

　　筆者らは突然死をきたしたMSA症例を経験したことから，MSAにみられる睡眠障害の機序の解明と突然死の防止法の確立を目指した臨床研究を行ってきた．この結果，突然死の頻度は高く，夜間に多いこと，突然死の原因には複数の機序が存在し，非侵襲的陽圧換気療法（noninvasive positive pressure ventilation；NPPV）や気管切開術では防止できないことを明らかにした[3]．

VII 嚥下障害の病態（図1）

1．MSA-Pの嚥下障害

　　HigoらはGilman分類のprobable MSA 29名（MSA-C 22名，MSA-P 7名）を対象として，嚥下造影（videofluoroscopy；VF）を行い，MSAの嚥下障害を評価した[4]．この結果，頻度の高い所見から順に，①口腔から咽頭への食塊移送の遅延（72.7％），②不十分な舌根の動き（54.5％），③口腔内での食塊の保持困難（48.5％），④遅い喉頭挙上（39.3％）が認められた．このうち，①～③は口腔相における障害，④は咽頭相における障害である．また誤嚥（喉頭侵入）は21.2％に認められた．

　　また大瀧も，probable MSA 18名（60.1±6.2歳）と正常対象18名（58.2±5.2歳）のVF所見を比較し，口峡通過時間，咽頭通過時間，咽頭流入から舌骨挙上開始までの時間，下咽頭に食塊が到達してから食道入口部開大までの時間がMSA群で有意に長いことを確認した[5]．

　　以上より，MSA-Pの嚥下障害は，PDと類似し，口腔相の障害が主体で，その機序としては，運動緩慢や筋強剛といったパーキンソン症状に伴う舌の運動障害が重要であることが示唆される．

2．MSA-Cの嚥下障害

　　MSA-Cでも早期から嚥下障害が出現する症例が報告されている．Higoらは，MSA-C症例21名の嚥下障害を検討し，小脳性運動失調に伴う舌の協調運動の障害も，口腔内での

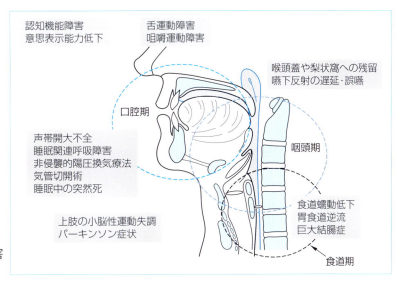

図1 MSAの摂食嚥下障害

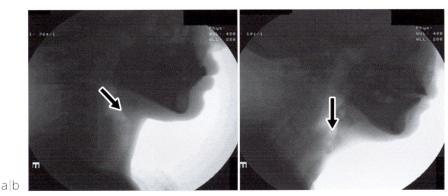

図2 頭部の位置と誤嚥リスク(文献5より改変)
矢印の位置は喉頭口の方向を示す. aは正常な頭部の位置, bはうつむき姿勢を示す.
うつむき姿勢では垂直下方向になるため, 食塊の重力により誤嚥の危険性が増す.

食塊の移送の障害をもたらし, 嚥下障害を引き起こすことを明らかにした[6]. また罹病期間の影響についても検討し, MSA-Cでは, 咽頭相の障害は罹病期間により影響を受けないものの, 口腔相における口腔内での食塊の移送・保持は罹病期間の延長に伴い著明に障害されることを示した. 誤嚥(喉頭侵入)も進行期には増加することも指摘している.

3. MSAの嚥下障害の増悪因子

睡眠関連呼吸障害に対して行った気管切開術は, 嚥下障害を増悪する. またパーキンソン症状に伴う前かがみ姿勢により, 顔が下向きになることも増悪因子であると考えられる. 顔が下向きになることで, 食塊を口の前方から後方へ送り込むのが困難になることに加え, 喉頭の入り口の向きが重力の方向になることで, 重力が影響して誤嚥が生じやすくなるものと考えられる(図2).

4. MSAの誤嚥の特徴

MSA症例では, 嚥下が生じる前に喉頭に食物が侵入する「嚥下前誤嚥」だけではなく, 嚥下の動作があっても飲み込みきれずに咽頭部に残留したものが, 呼吸とともに気道に引き込まれてしまう「嚥下後誤嚥」が認められることが特徴である.

また筆者らは食道に停滞した食物が, NPPVによる呑気後のゲップにより逆流し, 誤嚥

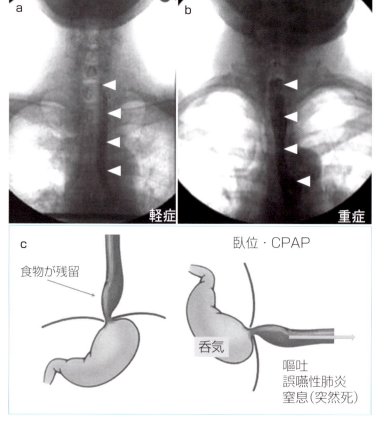

図3
食道における食物貯留と誤嚥
　a, b：MSA患者に対するVF 15分後の所見. aは軽症例, bは重症例を示す.
　c：誤嚥性肺炎や窒息の機序を示す. 食道の蠕動低下により貯留した食物は, 臥位やCPAP中の呑気に伴うゲップにより逆流し, 嘔吐, 誤嚥性肺炎, 窒息(突然死)をきたす.

性肺炎を繰り返し，最終的に窒息をきたしたと考えられる症例を経験した[7]．このため，MSA症例における食道残留について，VFにて検討を行った．対象はprobable MSAで，かつ臨床的に嚥下障害を認めた連続16例とした．対照をMSAと同様，臨床的に嚥下障害を認める筋萎縮性側索硬化症(amyotrophic lateral sclerosis：ALS)16例とした．造影剤の嚥下後15分において評価した食道残留は，MSA群で16例全例（100％；高度7例，軽度9例），ALS群で4例（25％；軽度4例）に認められ，MSA群で高頻度であった（p＜0.001，図3-a, b）．食道残留を呈したMSA群16例のうち，嚥下障害以外のゲップや胸焼けなどの逆流症状は5例（31％）に認めるのみであったが，4例が誤嚥性肺炎を合併し，1例が持続的陽圧換気療法(continuous positive airway pressure：CPAP)中の繰り返す嘔吐を認め，最終的に食道内容物の逆流によると思われる窒息により突然死をきたした．以上より，①MSAではVFの際に食道相まで確認することが重要であり，特にゲップや胸焼けなどを認める症例では食物の食道停滞に注意が必要であること，②食道停滞を認める症例では，食後，すぐに就寝せずに，しばらく座位をとるよう指導すること，③吐瀉物による窒息を防止するためフルフェイスマスク，トータルフェイスマスクは避けること，そして，④食道停滞が高度な症例では，NPPVの中止について検討を行うことが大切であることを示した（図3-c）[7]．

5．誤嚥と誤嚥性肺炎への対策

　MSAの嚥下障害は，特に水分の摂取の際に顕著となる．これは，水分は流れ込みが速いものの，舌の動きが遅いため，咽頭部に先に流れ込んでしまい，水の速い動きに嚥下を合わせることが困難となるために生じる．このような場合，水分にトロミをつけることが

有効である．また咽頭後壁を食べ物が伝いやすくなるように体幹を後方へ倒し気味にして食事を摂取することも有効である．さらに食べ物を口の中で咀嚼することが困難な症例では，挽肉や生野菜などのぽろぽろとした触感の食べ物は避ける必要がある．定期的に VF を行い，誤嚥の危険性の有無を確認することも必要である．

さらに口腔内常在菌の増加，口腔内環境の悪化は，誤嚥性肺炎の誘因であり，かつ増悪因子である．可能であれば電動歯ブラシを使用し，自ら口腔ケアを行う．もし小脳性運動失調などにより困難である場合には，介助での口腔清掃が必要になる．歯科医による定期的な口腔チェックおよび口腔ケアの指導は，日常的な口腔清掃を容易にし，誤嚥性肺炎の予防に有用であると考えられる．歯周炎や齲歯を認めればその都度治療を行う．

6．MSA の経管栄養

経口摂取が困難である場合，胃瘻造設を行う．しかし，MSA では胃瘻造設が困難であることがある．具体的な例としては，咬筋の筋緊張により開口困難を認める症例や，胃瘻造設時に一過性低酸素血症を認める症例が挙げられる．後者の原因については，静脈麻酔薬は MSA の声帯外転不全や floppy epiglottis などの上気道の閉塞を誘発・増悪させ，低酸素血症を引き起こすためではないかと考えられる[8]．すなわち，胃瘻造設の際，特に静脈麻酔薬を使用する際には，呼吸状態や酸素飽和度に注意する必要がある．

さらに非閉塞性の巨大結腸症のため，腹壁と胃のあいだに結腸が入り込んでしまい，胃瘻造設が困難となることもある．このような症例は，便秘のような非特異的な症状しか示さないため，臨床症状のみから巨大結腸症の存在を予測することは困難である．すなわち，MSA の胃瘻造設においては，術前に腹部 CT を施行することが望ましい．

また MSA では，胃瘻造設後にも誤嚥性肺炎を繰り返すことがある．この機序として胃食道逆流症が重要である．胃食道逆流症の機序としては，①MSA の自律神経障害に伴う胃排出能低下や噴門括約筋緊張低下，②睡眠時呼吸障害に対する NPPV に伴う呑気症，が挙げられる．対策としては，まず，①流動食の注入時にファーラー位もしくはセミファーラー位をとらせること，②半固形の流動食を取らせることを行う．しかしこれらの対策にもかかわらず，誤嚥性肺炎を繰り返すことがある．このような症例に対しては，経胃瘻的空腸栄養や内視鏡的小腸瘻による栄養管理が有用である．

7．MSA の体重と栄養状態

睡眠関連呼吸障害の増悪に影響を及ぼす体重の経時的変化についても，body mass index（BMI）を指標とした検討を行った[9]．症例は ADL ごとに，自立群/車いす群/寝たきり群が 50 例，52 例，28 例であった．摂取カロリーは病期の進行に伴い低下したが（p＜0.05），BMI には変化はみられず，体重の減少は認めなかった．一方，栄養の指標である総コレステロール値，リンパ球数には変化はなかったが，血清アルブミン値は病期の進行に伴い低下した（p＜0.05）．以上より，①MSA の進行期では体重は減少せず，むしろ増加もあり得ること，②睡眠関連呼吸障害の増悪を防ぐために，症例によっては摂取カロリーを減らす必要があること，③栄養の指標としては血清アルブミン値が有用であることを明らかにした．体重が増加する機序としては，自律神経障害によるレプチン抵抗性のため脂肪蓄積が生ずる可能性が指摘されている[10]．

Ⅷ おわりに

　MSAにおける嚥下障害の特徴と対策を概説した．QOLおよび生命予後の改善のために，嚥下障害の特徴を理解し，早期から対策を講じることが重要である．また今後，取り組むべき課題として，病期ごとにどのような栄養管理が適切であるかを検討する必要がある．

文　献

1) Gilman S, et al：Consensus statement on the diagnosis of multiple system atrophy. *J Neurol Sci*, **163**：94-98, 1999.
2) Shimohata T, et al：Mechanisms and prevention of sudden death in multiple system atrophy. *Parkinsonism Relat Disord*, **30**：1-6, 2016.
3) Shimohata T, et al：Frequency of nocturnal sudden death in patients with multiple system atrophy. *J Neurol*, **255**：1483-1485, 2008.
4) Higo R, et al：Videofluoroscopic and manometric evaluation of swallowing function in patients with multiple system atrophy. *Ann Otol Rhinol Laryngol*, **112**：630-636, 2003.
5) 大瀧祥子：多系統萎縮症患者の摂食・嚥下機能障害とその対応．難病と在宅ケア，**13**：56-59，2007．
6) Higo R, et al：Swallowing function in patients with multiple-system atrophy with a clinical predominance of cerebellar symptoms(MSA-C). *Eur Arch Otorhinolaryngol*, **262**：646-650, 2005.
7) Taniguchi H, et al：Esophageal involvement in multiple system atrophy. *Dysphagia*, **30**：669-673, 2015.
8) Shimohata T, et al：Daytime hypoxemia, sleep-disordered breathing, and laryngopharyngeal findings in multiple system atrophy. *Arch Neurol*, **64**：856-861, 2007.
9) Sato T, et al：Nutritional status and changes in body weight in patients with multiple system atrophy. *Eur Neurol*, **77**：41-44, 2016.
10) Nagaoka U, et al：Leptin upregulation in advanced multiple system atrophy with hypocholesterolemia and unexpected fat accumulation. *Neurol Sci*, **36**：1471-1477, 2015.

II. 疾患概要と嚥下障害の特徴と対策

5　重症筋無力症

野﨑園子

I　概　要

　重症筋無力症(myasthenia gravis；MG)は，神経と筋接合部のシナプス後膜上つまり筋膜の分子に対する自己免疫疾患で，筋力低下を主症状とする(図1)．臨床症状は筋力低下で，運動の反復により筋力が低下する(易疲労性)，休息にて軽快する，一般に夕方に症状が増悪する(日内変動)が，しかし午前のほうが悪い場合もある(日内変動)ことを特徴とする．胸腺腫を合併することも多い(図2)．主な症状は，眼瞼下垂・複視などの眼症状，四肢・頸筋の近位筋筋力低下，構音障害，嚥下障害，重症例では呼吸障害である．

II　病　因

　神経筋接合部のシナプス後膜に存在する分子，特にニコチン性アセチルコリン受容体(AChR)に対して患者体内で自己抗体が作られ(図1)，この抗体により神経筋伝達が低下することにより，筋力低下，易疲労性があらわれる．本症患者の85％で血清中の抗アセチルコリン受容体(抗AChR)抗体が陽性となるが，抗AChR抗体値の大きさと重症度は患者間で必ずしも相関しない．その他，抗筋特異的受容体型チロシンキナーゼ(抗MuSK)抗体，

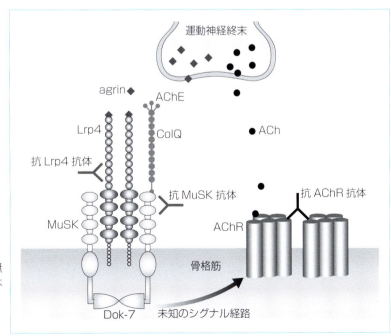

図1
MGの病態
(永石彰子ほか：重症筋無力症と新規自己抗体．日本臨牀，71(5)：876-880，2013．より)

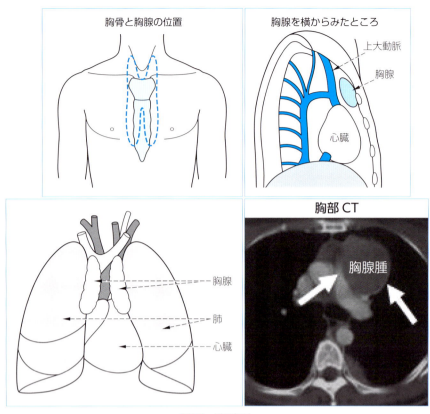

図2 胸腺腫

抗LDL受容体関連蛋白4(抗Lrp4)抗体陽性例もある[1]．しかし同一患者内では，抗体価と臨床症状に一定の相関がみられる．抗AChR抗体，抗MuSK抗体，抗Lrp4抗体いずれも陰性のこともある．胸腺異常(過形成，胸腺腫)との関連性については，まだ十分には解明されていない．

III 症　状

　　眼症状として眼瞼下垂や，眼球運動障害による複視がみられる．四肢の筋力低下は近位筋に強く，整髪時あるいは歯磨き時における腕のだるさ，あるいは階段を上るときの下肢のだるさを認める．四肢筋の筋力低下よりも，軟口蓋，咽喉頭筋，舌筋の障害による嚥下障害や構音障害が初発または目立つこともある．このように多様な症状が認められるが，一般的に眼症状(眼瞼下垂，複視)が初発症状となることが多い．
　　クリーゼ[‡1]として重症例では呼吸筋麻痺により，呼吸不全状態となる．

IV 診　断[2)]

1．症　状
　　以下の自他覚的症状のいずれかがあり，易疲労性と日内変動を伴う．

[‡1]クリーゼ：嚥下障害，構音障害，呼吸困難などの症状が出現し，急激に進行すること．

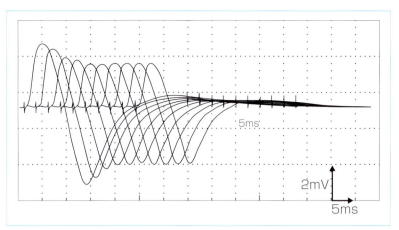

図3
MGの漸減現象(waning)
反復刺激筋電図において,刺激を加えるごとに筋活動電位の振幅が低下する(漸減現象:waning).

(1)眼瞼下垂
(2)眼球運動障害
(3)顔面筋筋力低下
(4)構音障害
(5)嚥下障害
(6)咀嚼障害
(7)頸筋筋力低下
(8)四肢・体幹筋力低下
(9)呼吸困難

2.検査所見

以下の自己抗体のいずれかが陽性であることがほとんどである.
(1)抗AChR抗体
(2)抗MuSK抗体

3.生検・筋電図・電気生検

以下の検査のいずれかにより神経筋接合部障害を示す生理学的所見がある.
(1)低頻度反復刺激誘発筋電図(漸減現象)(図3)
(2)エドロフォニウム試験(テンシロンテスト)

　眼球運動障害,低頻度反復刺激誘発筋電図などの客観的な指標を用いて評価する.
(3)単線維筋電図

V 治療法

(1)胸腺腫合併例は,原則,拡大胸腺摘出術を施行する.一方,胸腺腫や癌以外の胸腺組織(過形成胸腺,退縮胸腺)の場合は,胸腺摘出術は治療の第一選択にはならない.特に,抗MuSK抗体陽性MG患者や高齢者では推奨されていない.胸腺摘出術は術式にかかわらず,その適応を十分考慮し,患者への説明と同意の下に行われる治療である.

(2)眼筋(外眼筋,眼輪筋,眼瞼挙筋)に筋力低下・易疲労性が限局する眼筋型はコリンエステラーゼ阻害薬で経過をみる場合もあるが,有効例でない場合はステロイド療法を選択する.

(3)症状が眼筋のみでなく四肢筋,体幹筋など全身の骨格筋に及ぶ全身型は,ステロイド療

法や免疫抑制薬の併用がなされる．ステロイドは初期に大量に使うことが一般的であるが，患者の症状をみながら減薬し，必要があれば増量するようにする．免疫抑制薬はステロイドと併用することで早期に寛解導入が可能となり，ステロイドの減少，ステロイドの副作用軽減が期待できる．

(4)難治例や急性増悪時には，血液浄化療法や免疫グロブリン大量療法，ステロイド・パルス療法が併用される．これらの治療方法は，病期を短縮する目的で病初期から使うこともある．

Ⅵ 予 後

全身型の患者では，十分な改善が得られず，社会生活に困難をきたすことも少なくない．眼症状のみの患者でも，日常生活に支障をきたすことがある．

Ⅶ MG の摂食嚥下障害の特徴(図4)[3][4]

1．嚥下筋力の低下により起こる軟口蓋挙上不全，舌骨挙上不全，頸部筋，顔面筋が中心である

(1)眼筋型のなかにも嚥下障害を自覚しているものがある(図5, 6)．
(2)摂食による疲労現象がみられる．
(3)摂食時間の後半に筋力の漸減現象がみられることもある．
(4)症状の寛解・増悪がある．
(5)胸腺摘出術後やクリーゼにより摂食嚥下障害が極めて重篤となることがある．
(6)球症状が初発となることもある．
(7)嚥下機能検査のテンシロンテストではじめて MG と診断されることがある[5]．

救急搬送される摂食嚥下障害患者のなかの数％は MG 患者であり，原因不明の摂食嚥下

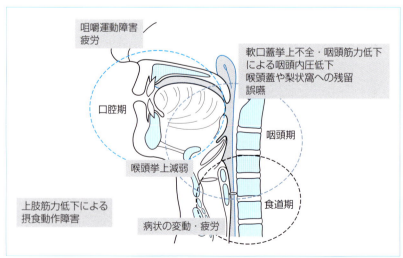

図4
MG の摂食嚥下障害

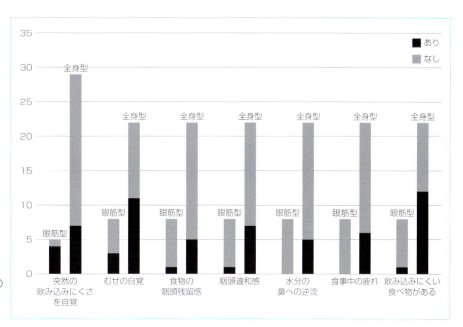

図5
嚥下障害の自覚症状
眼筋型でも嚥下障害の自覚がある.

図6
嚥下障害の自覚がある患者のスクリーニングテストの陽性率
嚥下障害の自覚があっても,スクリーニングテストは正常のことが多い.

障害の第一候補という報告がある[6].

MGの摂食嚥下障害の評価としてはベッドサイドのスクリーニングテスト,疲労現象の観察と嚥下造影(videofluoroscopy:VF)が挙げられ,QMG score(bulbar subset)(表1)はVF上の誤嚥と関連があると報告されている[7].特にテンシロンテストによる嚥下状態の改善は球麻痺への診断や治療効果判定に有用な診断方法である.内視鏡下のテンシロンテストはMGの嚥下障害の診断に有効,クリーゼの診断に有効[8]などといわれている.一方で,VF上でテンシロンテストによる改善がみられても,自覚症状には著明な改善なしとの症例報告もあり[9],自覚に頼ることの難しさもある.

2. MGの摂食嚥下障害の評価

1) ベッドサイドのスクリーニングテスト

反復唾液嚥下テスト(repetitive saliva swallowing test;RSST),改訂水飲みテスト(modified water swallowing test;MWST):＜**注意！**＞1回のみではスクリーニングできない.

2) VF

- テンシロンテストによる改善[10]
- 疲労現象の観察(程度・時間など)

表1 QMG score

方法			状態			
グレード			0	1	2	3
右，または左を見て2重に見えるまでの時間(秒)			61	11〜60	1〜10	常時
上を見たときに瞼が下がるまでの時間(秒)			61	11〜60	1〜10	常時
顔面筋力			正常閉眼	抵抗を加えると開眼	抵抗を加えなければ閉眼できる	不完全
100 ccの水を飲んだ場合			正常	軽度の誤嚥，咳払い	強い誤嚥，むせ，鼻への逆流	飲めない
1〜50まで数え，正しく発音できなくなるまで			50まで言える	30〜49	10〜29	9
座った状態で右手を水平に上げ，維持できる時間(秒)			240	90〜239	10〜89	9
座った状態で左手を水平に上げ，維持できる時間(秒)			240	90〜239	10〜89	9
予測肺活量(%VC)			80以上	65〜79	50〜64	50未満
握力(kg)	右手	男性	45以上	15〜44	5〜9	0〜4
		女性	30以上	10〜29	5〜9	0〜4
	左手	男性	35以上	15〜34	5〜14	0〜4
		女性	25以上	10〜24	5〜9	0〜4
仰向けに寝た状態で頭を45°上げ，維持できる時間(秒)			120	30〜119	1〜29	0
仰向けに寝た状態で足を45°上げ，維持できる時間(秒)	右足		100	31〜99	1〜30	0
	左足		100	31〜99	1〜30	0

参考 MG activities of daily living scale (MG-ADL scale)

Grade	0	1	2	3	Score
会話	正常	間欠的に不明瞭，もしくは鼻声	常に不明瞭，もしくは鼻声，しかし聞いて理解可能	話を理解するのが困難	
咀嚼	正常	堅い食物で疲労	柔らかい食物で疲労	胃チューブ使用	
嚥下	正常	稀にむせる	頻回なむせのため，食事を変更する必要がある	胃チューブ使用	
呼吸	正常	体動にて息切れを自覚	安静時に息切れを自覚	呼吸器が必要	
歯磨きや櫛の使用の障害	なし	努力を要するが，休息を要しない	休息を要する	できない	
椅子からの立ち上がりの障害	なし	軽度，時々腕を使う	中等度，常に腕を使う	高度，介助を要する	
複視	なし	あり，しかし毎日ではない	毎日起こる，しかし持続的ではない	常にある	
眼瞼下垂	なし	あり，しかし毎日ではない	毎日起こる，しかし持続的ではない	常にある	
				総得点	

3．MGの嚥下障害対策

(1) 変動する病状にあわせたタイムリーな対応
(2) 咀嚼嚥下の疲労現象を早期に発見
(3) 増悪時やクリーゼのときは
　(a) 原則として経口摂取は中止する．
　(b) 寛解する可能性があるので，無理して食べない．
　(c) 誤嚥はMGの症状をさらに悪化させる．
(4) 嚥下障害悪化のサイン（しゃべりにくい，鼻声，のどの違和感，水分の鼻への逆流など）に注意する．

文　献

1) Hoch W, et al：Auto-antibodies to the receptor tyrosine kinase MuSK in patients with myasthenia gravis without acetylcholine receptor antibodies. *Nat Med*, **7**(3)：365-368, 2001.
2) 日本神経学会監，「重症筋無力症診療ガイドライン」作成委員会編：重症筋無力症診療ガイドライン2014．南江堂，2014．
3) Oda AL, et al：Clinical, endoscopical and manometric evaluation of swallowing in patients with acquired autoimmune myasthenia gravis. *Arq Neuropsiquiatr*, **60**(4)：986-995, 2002.
4) Colton-Hudson A, et al：A prospective assessment of the characteristics of dysphagia in myasthenia gravis. *Dysphagia*, **17**(2)：147-151, 2002.
5) Warnecke T, et al：Fiberoptic endoscopic evaluation of swallowing with simultaneous Tensilon application in diagnosis and therapy of myasthenia gravis. *J Neurol*, **255**(2)：224-230, 2008.
6) Coscarelli S, et al：Endoscopic evaluation of neurological dysphagic patients. *Acta Otorhinolaryngol Ital*, **27**(6)：281-285, 2007.
7) Koopman WJ, et al：Prediction of aspiration in myasthenia gravis. *Muscle Nerve*, **29**(2)：256-260, 2004.
8) Linke R, et al：Assessment of esophageal function in patients with myasthenia gravis. *J Neurol*, **250**(5)：601-606, 2003.
9) Aoki Y, et al：Videofluorographic evaluation of dysphagia in a patient with myasthenia gravis. *Rinsho Shinkeigaku*, **47**(10)：669-671, 2007.
10) 野﨑園子：重症筋無力症．野﨑園子ほか編．DVDで学ぶ神経内科の摂食嚥下障害．67-70，医歯薬出版，2014．

参考文献

　難病情報センター：重症筋無力症（指定難病11）．〔http://www.nanbyou.or.jp/entry/272〕

II. 疾患概要と嚥下障害の特徴と対策

6 ギラン・バレー症候群

野﨑園子

I 概要

　ギラン・バレー症候群(Guillain-Barré syndrome；GBS)は，急性の運動麻痺をきたす末梢神経障害であり，多くの場合発症前4週以内に先行感染(約60％は上気道感染・約20％が消化器感染)の後に発症する．末梢神経ミエリンを標的とする脱髄性多発神経炎(acute inflammatory demyelinating polyneuropathy；AIDP)と考えられてきたが，軸索障害をきたす軸索障害型(acute motor axonal neuropathy；AMAN)の存在も認識されるようになってきた(図1)．四肢の筋力低下を主徴とするが，異常感覚を含めた感覚障害を伴うことも多い．顔面神経麻痺，眼球運動麻痺や嚥下・構音障害などの脳神経障害を伴うこともある．症状の極期には呼吸筋麻痺や自律神経障害を呈する例もある．腱反射は低下ないし消失する．
　診断においては脳脊髄液の蛋白細胞解離[‡1]がみられ，抗ガングリオシド抗体は診断に有用である．

II 疫学[1)]

　発症は，10万人あたり年間1.15人と推定されている．
　どの年齢層にもみられるが，男性が多い．

III 発症機序

　GBSは自己免疫機序に基づく疾患であり，発症に先行する感染の病原体に対する抗体が神経細胞膜への免疫反応を引き起こすと考えられる．現在知られている先行感染の病原体はCampylobacter jejuni(C. jejuni)やEBウイルス，インフルエンザ菌，マイコプラズマ菌などである．

IV 分子相同性仮説(図1)

　神経系の細胞膜の構成成分である糖脂質(特にガングリオシド)に対する抗体が，GBS急性期の約60％の血中で上昇している．なかでも抗GM1抗体の陽性率が高い．先行する感染の病原体がガングリオシドなどのヒトの神経に存在する糖脂質類似の糖鎖構造をもっており，それに対する免疫反応として抗糖脂質抗体が産生されるという説がある．ガングリ

[‡1]蛋白細胞解離：脳脊髄液中に蛋白が増加する一方，細胞の増加は認めない現象．

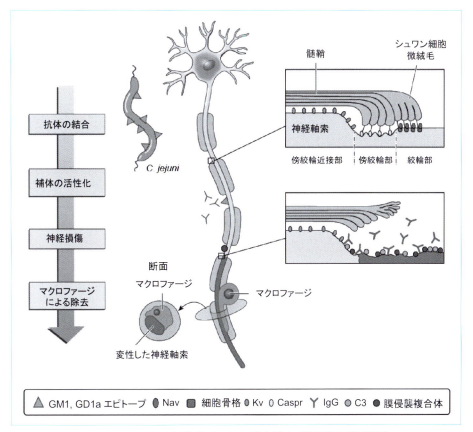

図1 *C. jejuni* 腸炎後 GBS の発症機序（分子相同性仮説）
(Bae JS : Guillain-Barré syndrome in Asia. *J Neurol Neurosurg Psychiatry*, 85(8)：907-913, 2014. を改変した　結城伸泰：糖鎖相同性による自己免疫疾患の発症機序. 生化学, 87(3)：337-341, 2015. より引用)
特定の免疫学的背景を有する患者において，GM1 様リポ多糖を有する *C. jejuni* に感染し，IgG 抗 GM1 抗体が産生され，運動神経が障害されて筋力が低下する．

表1　Hughes の機能グレード尺度

FG0：正常
FG1：軽微な神経症候を認める
FG2：歩行器，またはそれに相当する支持なしで5ｍの歩行が可能
FG3：歩行器，または支持があれば5ｍの歩行が可能
FG4：ベッド上あるいは車いすに限定(支持があっても5ｍの歩行が不可能)
FG5：補助換気を要する
FG6：死亡

オシドにはいくつもの種類があり，どのガングリオシドに対する抗体が陽性かによって，症状や経過に違いがある．

V　臨床症状(表1)[2]

　四肢の筋力低下が主症状であるが，感覚障害(しびれや痛み)を伴うことも多い．臨床症状は多様で軽症から劇症まであり死亡例もある(表1)．顔面神経麻痺，眼球運動麻痺や嚥下・構音障害などの球麻痺，重症型では呼吸筋麻痺や自律神経障害(致死的不整脈)を呈す

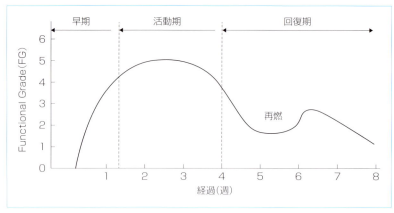

図2 一般的な経過
(ギラン・バレー症候群,フィッシャー症候群診療ガイドライン作成委員会編集:ギラン・バレー症候群,フィッシャー症候群診療ガイドライン2013(日本神経学会監修),87,南江堂,2013.より許諾を得て転載)
回復期において症状の悪化,治療関連性変動(再燃)を認めることがある.

る例もある.

VI 臨床経過(図2)[3)4)]

ほとんどが再発のない単相性(2～5%で再発あり)の経過を示し,2～4週間以内に症状はピークに達する.症状のピークには,呼吸筋麻痺をきたして人工呼吸器が必要となる場合や,重篤な自律神経障害を伴う症例も,あるピークを過ぎると軽快(時に一部の症例に再燃あり)し,6～12か月で寛解することが多い.

VII 予後[5)]

全体としての長期予後には,脱髄型(AIDP)と軸索型(AMAN)に差はない.後遺症が残る場合もあり,平成12年度の我が国の厚生労働省免疫性神経疾患調査研究班の調査では,症状固定時に独歩不能は約10%,死亡例は1%未満という結果であった.

予後不良の予測因子としては,ピーク時の重症度,高齢発症,下痢の先行感染,*C. jejuni*感染,発症から入院までの日数が短いこと,誘発活動電位の低振幅ないし消失することなどが挙げられる.補助呼吸が必要になると,生命予後・機能予後ともに不良である.

VIII 治療

一般には再発しない単相性の疾患であり,急性期を過ぎれば回復に向かう.しかし症状の極期には呼吸筋麻痺をきたして人工呼吸器が必要となったり,血圧の変動,頻脈,徐脈などの重篤な自律神経障害を伴う症例もあることから,急性期の全身管理が極めて重要である.また回復期にはリハビリテーションも必要であり,1～2年の長期にわたって,リハビリテーションが必要な症例もある.さらに軽症例を除いて,急性期のコントロールのために,プラズマフェレーシス(単純血漿交換法,二重膜ろ過法,免疫吸着法)や免疫グロブリン大量療法(IVIg)を行う.

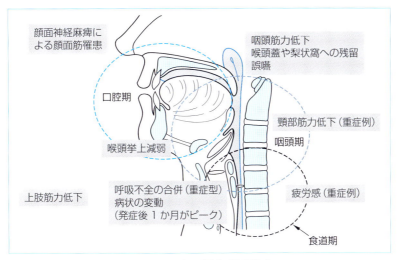

図3 GBS の摂食嚥下障害

IX GBS の摂食嚥下障害の病態(図3)[6]

　摂食嚥下障害は重症例に多い．顔面神経麻痺（片側・両側いずれもあり）が34％，球麻痺（嚥下障害・構音障害）が約30％である．重症例で頸部筋力低下がみられるピークが2～4週であり，入院後，摂食嚥下障害が顕性化することが多い．筋力低下では説明のつかない疲労を訴える場合がある．

　ほとんどが単相性であり，治療により摂食嚥下障害も改善することが多いが，寛解までに1年以上かかる症例や，後遺症の残る症例は，球麻痺・呼吸筋麻痺以外にも，上下肢の筋力低下に伴う摂食機能障害にも介入が必要である．

1．呼吸不全との関連

　呼吸筋麻痺による呼吸の悪化は，呼吸と嚥下の協調性を障害し，摂食嚥下機能を悪化させる．呼吸不全により呼吸管理を必要としたのは，我が国の調査では13％であり，呼吸不全に対し，早期の気管内挿管が誤嚥性肺炎の発症を減少させる．また，球麻痺は誤嚥性肺炎の原因となるため，早期の気管内挿管が誤嚥性肺炎発症を減少させるとの報告がある[6]．

　肺活量が12～15 ml/kg 以下，予測値よりも30～40％低下している場合，室内空気で PaO_2 70 mmHg 以下，4～6時間にわたって肺活量が低下傾向にある場合，重度の誤嚥が認められる場合などに，気管内挿管，呼吸管理を考慮する[7]．

X GBS の摂食嚥下障害対策

　症状がピークに達するまでは，摂食嚥下機能に対する十分な観察が必要で，嚥下機能悪化のサインを見逃さず，誤嚥予防と栄養管理に努める．GBS 自体の治療により摂食嚥下障害も改善することが多いので，誤嚥などの合併症なく乗り切ることが鍵となる．患者にその旨を伝えて，経口摂取についての指示を守るよう伝える．呼吸管理下の重症例では精神症状がみられることも多く，臨床経過への不安や焦りに対し，摂食についても心理的サポートを行う．重度な自律神経障害により，血圧変動が大きい場合は，経口摂取時のベッドアップなどのケアは慎重に行う[8]．

リハビリテーション全般として，慢性期であっても継続的に一定の強度をもったリハビリテーションが重要であるといわれている[9]．症状改善に長期間を要する例も多く，1〜2年を超えるリハビリテーション介入が摂食嚥下機能を改善させる．

文　献

1) 斉藤豊和ほか：ギラン・バレー症候群の全国疫学調査第一次アンケート調査の結果報告結果．厚生省特定疾患　免疫性神経疾患調査研究分科会　平成10年度研究報告書．59-60, 1999.
2) Andersson T, et al：A clinical study of Guillain-Barré syndrome. *Acta Neurol Scand*, **66**(3)：316-327, 1982.
3) Winer JB, et al：A prospective study of acute idiopathic neuropathy. I. Clinical features and their prognostic value. *J Neurol Neurosurg Psychiatry*, **51**(5)：605-612, 1988.
4) 日本神経学会監，ギラン・バレー症候群，フィッシャー症候群診療ガイドライン作成委員会編：ギラン・バレー症候群，フィッシャー症候群診療ガイドライン2013．南江堂，2013.
5) 市原典子：ギラン・バレー症候群(GBS)．野﨑園子ほか編，DVDで学ぶ神経内科の摂食嚥下障害．71-74, 医歯薬出版，2014.
6) Orlikowski D, et al：Prognosis and risk factors of early onset pneumonia in ventilated patients with Guillain-Barré syndrome. *Intensive Care Med*, **32**：1962-1969, 2006.
7) Ropper AH, et al：Guillain-Barré syndrome management of respiratory failure. *Neurology*, **35**：1662-1665, 1985.
8) Winer JB, et al：Identification of patients at risk of arrhythmia in the Guillain-Barré syndrome. *QJ Med*, **68**(257)：735-739, 1988.
9) Khan F, et al：Outcomes of high- and low-intensity rehabilitation programme for persons in chronic phase after Guillain-Barré syndrome：a randomized controlled trial. *J Rehabil Med*, **43**(7)：638-646, 2011.

Ⅱ. 疾患概要と嚥下障害の特徴と対策

7 筋ジストロフィー

野﨑園子

Ⅰ 概　要[1]

　筋ジストロフィーは骨格筋の壊死・再生を主病変とする遺伝性筋疾患で，50以上の原因遺伝子が解明されてきている．骨格筋障害に伴う運動機能障害を主症状とするが，関節拘縮・変形，呼吸機能障害，心筋障害，嚥下機能障害，消化管症状，骨代謝異常，内分泌代謝異常，眼症状，難聴，中枢神経障害などを合併することも多い．骨格筋に発現する遺伝子の変異・発現調節異常により，筋細胞の正常な機能が破綻して変性・壊死に至る．分子遺伝学の進歩とともに責任遺伝子・蛋白の同定が進んでいるが，責任遺伝子が未同定なもの，詳細な発症メカニズムが不明なものも多い．

　筋ジストロフィーには様々な型があるが，小児ではデュシェンヌ型筋ジストロフィー(Duchenne muscular dystrophy；DMD)が最も頻度が高く重症であり，次いで頻度が高いのは日本人に特に多い福山型先天性筋ジストロフィー(Fukuyama congenital muscular dystrophy；FCMD)である．ともに重度の摂食嚥下障害を合併する．デュシェンヌ型筋ジストロフィー(DMD)では摂食嚥下障害が病状の進行とともに顕著に現れ，福山型先天性筋ジストロフィー(FCMD)では，低年齢から嚥下筋力低下，嚥下反射の遅延や誤嚥・窒息が問題になる．

　成人では筋強直性ジストロフィー(myotonic dystrophy；DM)が最も頻度が高く摂食嚥下障害も重度で，次いで頻度が高いのが顔面筋罹患のある顔面肩甲上腕型筋ジストロフィー(facioscapulohumeral muscular dystrophy；FSH)であり，進行期には摂食嚥下障害も高率に合併する．他に有病率は低いが，嚥下障害が主症状である眼咽頭筋型筋ジストロフィーがある．筋ジストロフィーは国の指定難病(113)であり，他の病型の概要は難病情報センターホームページ[1]を参照されたい．

Ⅱ 症　状

　運動機能低下を主症状とするが，病型により発症時期や臨床像，進行速度は様々である．ジストロフィン異常症[‡1](デュシェンヌ型筋ジストロフィー(DMD)，ベッカー型筋ジストロフィー(Becker muscular dystrophy；BMD))や肢帯型筋ジストロフィーは動揺性歩行

[‡1] ジストロフィン異常症：デュシェンヌ型筋ジストロフィー(DMD)・ベッカー型筋ジストロフィー(BMD)(ジストロフィノパチー)とは日本語にするとジストロフィン異常症，つまりジストロフィン異常による筋ジストロフィーを指す．X染色体に存在するジストロフィン遺伝子が欠損しているために発症する遺伝性疾患で，重症度の違いなどからデュシェンヌ型筋ジストロフィー(DMD)とベッカー型筋ジストロフィー(BMD)に分けられる．

などの歩容異常，階段昇降困難，易転倒性といった歩行障害で発症する．
　顔面肩甲上腕型筋ジストロフィー（FSH）では上肢挙上困難，筋強直性ジストロフィー（DM）はミオトニア現象（筋の収縮（興奮）がおさまりにくいために生じる現象）や握力低下などで発症する．
　先天性筋ジストロフィーでは出生早期からフロッピーインファント[‡2]や運動発達遅滞を呈するが，特に福山型先天性筋ジストロフィー（FCMD）では知的発達障害，けいれん発作，網膜剥離などの眼合併症を認める．
　筋強直性ジストロフィー（DM）では消化管症状，嚥下障害，インスリン耐性，白内障，前頭部禿頭などの多彩な症状がみられる．
　病型によっては眼筋障害による眼瞼下垂や眼球運動障害，顔面筋・咽頭筋障害による摂食嚥下機能障害，運動後の筋痛などの症状を呈する．
　一般に病気の進行に伴い傍脊柱筋障害による脊柱変形や姿勢異常，関節拘縮や変形を伴うことが多い．歩行機能の喪失，呼吸筋障害や嚥下障害，心筋障害による呼吸不全・心伝導障害・心不全の合併は ADL，QOL や生命予後に大きく影響する．

III　治療法

　いずれの病型においても根本的な治療法はない．デュシェンヌ型筋ジストロフィー（DMD）に対する副腎皮質ステロイド薬の限定的効果，リハビリテーションによる機能維持，補助呼吸管理や心臓ペースメーカーなどの対症療法にとどまる．しかし，ステロイドなどの薬物治療，リハビリテーションは進行の抑制や生活レベル維持に一定の効果があり，呼吸ケア，心筋障害治療は生命予後の改善をもたらした[2]．また，遺伝医学の発展により，将来新たな治療法が開発されることも期待される．
　2014 年には「デュシェンヌ型筋ジストロフィー診療ガイドライン 2014」が発刊された．このガイドラインはデュシェンヌ型筋ジストロフィー（DMD）を対象としているが，デュシェンヌ型筋ジストロフィー（DMD）以外の疾患においても共有できる部分が多い．
　筋ジストロフィーの摂食嚥下障害の一般的特徴としては，咬合不全，口唇閉鎖不全，巨舌または舌萎縮，舌圧低下，舌運動障害，咀嚼運動障害，咽頭筋力低下による移送障害，喉頭蓋谷や梨状窩への残留，食道括約筋機能不全，喉頭挙上減弱，上肢筋力低下による摂食困難，脊柱変形による摂食姿勢保持困難，呼吸不全による嚥下困難や呼吸不全への影響で嚥下障害が特に問題となる．これらの出現時期や重症度などは病型によって異なる．
　本稿では，在宅医療に関連して，筋ジストロフィーの成人期の代表的疾患である筋強直性ジストロフィー（DM）の摂食嚥下障害について述べる．他の病型については文献を参照されたい．

[‡2]フロッピーインファント：筋肉がやわらかくなってぐにゃぐにゃする（フロッピー）乳幼児（インファント）．低緊張乳児（ていきんちょうにゅうじ）ともいう．原因は，脳，脊髄，末梢神経，筋肉と神経の接合部などの病気や染色体異常で，筋（きん）ジストロフィー，重症筋無力症（myasthenia gravis；MG），先天性ミオパチー，ウェルドニヒ・ホフマン病など，様々な病気で起こる．

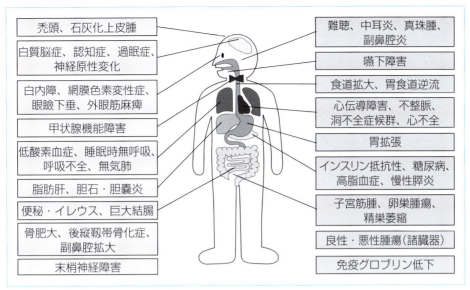

図1 筋強直性ジストロフィー(DM)の合併症(文献1より)

Ⅳ 筋強直性ジストロフィー(DM)

1. 疾患概要

　筋強直性ジストロフィー(DM)には，DM1とDM2の2つの病型がある．DM1は，筋萎縮・筋強直・多臓器障害を特徴とする常染色体優性遺伝の遺伝性筋疾患である．有病率は人口10万人あたり5〜6人で，成人の遺伝性ミオパチー[※3]のなかでは最も頻度が高い．染色体19q13に存在するmyotonic dystrophy protein kinase(DMPK)遺伝子 CTG三塩基反復配列が延長していることが原因である．この反復回数が多いほど重症であり，また世代を経るごとに反復塩基配列が長くなる表現促進現象がみられる．症状の現れ方に個人差が大きく，一生明らかな症状に気づかず過ごす場合もあれば，出生時にフロッピーインファントとしての症状を呈する先天性筋強直性ジストロフィーもある．

　DM2(近位型筋強直性ミオパチー)は，染色体3qに位置するzinc finger protein 9(ZNF9)(CNBP))遺伝子イントロン1内のCCTG繰り返し配列が延長することにより発症する．疾患概要の詳細は文献を参照されたい．DM2の嚥下障害については52％との報告がある．

　我が国ではほとんどがDM1であるため，ここではDM1について述べる．

　DM1は側頭筋・胸鎖乳突筋や四肢遠位筋優位の筋力低下や萎縮を示す．筋強直現象は，手を強く握ったとき(把握ミオトニー[※4])や，診察用ハンマーで筋腹(母指球など)を叩打したとき(叩打ミオトニー[※5])に生じる．多臓器疾患で，心病変(心伝導障害，心筋障害)，中枢神経症状(認知症状，性格変化，傾眠)，眼症状(白内障，網膜色素変性症)，内分泌異常(耐糖能障害，高脂血症)などを示す．西洋斧様の顔貌，前頭部禿頭は診断に役立つ特徴である(図1)．呼吸筋力低下と呼吸中枢の障害により，呼吸不全をきたしやすい．誤嚥による肺炎も合併する．国立病院機構の2015年の調査によれば，本疾患の死因は，1位：呼吸

[※3]ミオパチー：「myo-(筋肉)」と「-pathy(病)」からなる，一般的には筋肉の疾患の総称．
[※4]把握ミオトニー：手を強く握ると直ぐに開けない．
[※5]叩打ミオトニー：筋腹を強く叩くと持続的な筋収縮が生じる．

不全（約30％），2位：心不全（約10％），3位：呼吸器感染症（約10％）であった．DM1では誤嚥が高頻度に認められることを考えると，呼吸器感染症には誤嚥性肺炎も多く含まれると推察される．呼吸不全は嚥下障害にも影響を与えるため，摂食嚥下障害がDM1の予後と強い関連をもつと考えられる．また，突然死による死亡も多く，種々の良性・悪性腫瘍も合併しやすい．

家族内に同症の人が多く，また，病識が少ない場合もあり，重症化するまで医療機関を受診せず，突然の食物窒息や肺炎などで救急搬送され，初めて筋強直性ジストロフィー（DM）の診断に至ることもある．

V 摂食嚥下障害の特徴（図2）

DM1では，先行期・準備期の問題，口腔期の形態的・機能的問題，咽頭期・食道期の問題がいずれも存在する．DM1の摂食嚥下障害は先行期から食道期までの各プロセスに及ぶが，CTG三塩基反復数と嚥下造影（videofluoroscopy；VF）所見の重症度との関連が認められている．以下，摂食嚥下運動の各プロセスにおける障害を述べる．摂食嚥下障害には，嚥下関連筋の筋力低下のほうが，ミオトニア現象よりも強く関与しているとの報告が多い．

1．先行期

認知障害による摂食行動異常（次々に大きな食塊を口に詰め込むなどの行動）や病識の甘さなどがみられる．DM1患者のなかには，誤嚥を繰り返しながら経口摂取を続けている者が少なからず存在すると推察されるが，自覚症状やスクリーニングテストで発見することは困難なことが多い．

2．準備期・口腔期

咬合不全は35％にみられ，前歯と小臼歯部の歯が噛み合わない開咬があり，咬合力は健常者の1/10程度である．咬合不全と咀嚼筋（咬筋と内側翼突筋）筋力低下の両者による咀嚼力低下がみられるが，咀嚼障害について病識が少なく，不十分な咀嚼で飲み込む行動がみられ，窒息の原因となる．また，口腔周囲筋のミオトニア現象や口唇閉鎖力低下もみられ，鼻咽腔閉鎖不全，軟口蓋挙上の遅れ，咽頭への送り込み障害も認められる．

3．咽頭期

咽頭筋の筋力低下と咽頭蠕動の低下による食物の咽頭残留，喉頭蓋閉鎖不全や嚥下反射遅延による誤嚥が挙げられる．特に誤嚥については自覚のない不顕性誤嚥が少なくない．デュシェンヌ型筋ジストロフィー（DMD）と異なり，液体の誤嚥リスクが高いことは臨床上特に注意すべきである．健常人に比して，食塊通過時間が長く，舌骨の動き始めも遅く，食道入口部の開大開始が遅い．

咽頭期では咽頭筋力が弱いだけではなく，咳嗽反射が弱いことなども知られており，クエン酸吸入による咳誘発試験では咳嗽反射閾値が高く，むせない誤嚥が多いこととの関連が示唆される．

4．食道期

上部食道括約筋（UES）の静止圧の低下と食道蠕動の欠如や低下があり，胃食道逆流もみられる．VF所見では，食道上部の内腔拡張を認め，食後も食道内に造影剤が高率に残留している．病理学的検討では，食道の平滑筋病変・横紋筋病変が同程度に認められている．全体として口腔から食道までの食物通過時間が延長する．

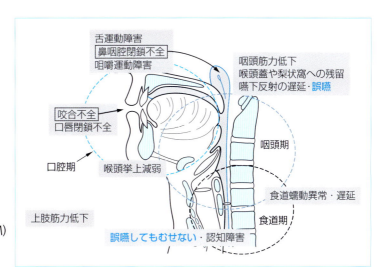

図2
筋強直性ジストロフィー(DM)の摂食嚥下障害

5. 摂食障害

食器把持による手のミオトニア現象や頸部の筋力低下があり，首下がりや後屈位が摂食嚥下障害を増強させることがある．

6. 呼吸障害

呼吸筋の筋力低下による拘束性換気障害と中枢神経の呼吸調節機能障害がある．食事中に経皮的酸素飽和度(SpO_2)低下を認める患者があるが，デュシェンヌ型筋ジストロフィー(DMD)と同様に呼吸筋負荷によると思われるものと，誤嚥を疑うものがある．

VI 摂食嚥下障害の対策[2]

1. 先行期

摂食嚥下障害の自覚に乏しく，自食患者の誤嚥のリスクはかなり高い．この点を踏まえた見守りと管理体制が必要である．嚥下障害の自覚症状として，飲み込みにくさを45％が，むせを33％が訴えているとの報告もあるが，一般に自覚の乏しい場合が多く，誤嚥のリスク管理上十分な観察が必要である．あわせて家族指導も必要である．自覚症状の有無にかかわらず，診断時より定期的な経過観察が必要である．

2. 口腔期

温熱療法は電気生理学的にミオトニア現象軽減効果があること，DM1患者は寒冷時にミオトニアが増強し暖かくなると開口しやすいことより，咬筋のホットパックなどの温熱療法は有効と考えられる．我々はDM1患者にホットパック併用の口腔期可動域訓練を行い，可動域の改善を認めた[4]．また，開口閉口を繰り返すことにより，口腔周囲筋のミオトニア現象が軽減するウォームアップ現象があり，食前の口腔周囲筋の軽い体操は有効と考えられる．

3. 咽頭期

デュシェンヌ型筋ジストロフィー(DMD)同様，UES機能不全にはバルーン法(1回引き抜き法)が有効なことも多い[3]（表1）．

4. 呼吸不全との関連

後述するデュシェンヌ型筋ジストロフィー(DMD)と同様の対策が必要である(p.54

表1 筋ジストロフィーの嚥下障害に対するバルン拡張法（バルーン法）の効果（バルーン法前後の変化）（野﨑園子ほか：筋ジストロフィーの食道入口開大不全に対するバルーン拡張法の試み．医療，59：556-560，2005．より改変）

病型	年齢	VF所見 食道入口径 バルーン後/前	VF所見 咽頭通過時間 前(sec)	VF所見 咽頭通過時間 後(sec)	VF所見 梨状窩残留の変化	臨床所見 嚥下状態（摂食時間 飲み込みやすさ）	臨床所見 咽頭残渣（吸引量）
FCMD	13	2.0	2.8	0.52	減少	不変	不変
FCMD	19	3.0	0.3	0.28	不変	改善	減少
FCMD	24	2.6	9.55	2.05	不変	改善	減少
DMD	30	NE	NE	NE	不変	改善	減少
BMD	62	2.0	0.25	0.2	不変	改善	減少
DM	40	1.2	1.48	0.8	減少	改善	不変
DM	57	1.5	6.66	2.12	不変	不変	不変

咽頭通過時間：食塊先端の下顎枝通過から食道入口開大までの時間
FCMD：福山型先天性筋ジストロフィー
DMD：デュシェンヌ型筋ジストロフィー
BMD：ベッカー型筋ジストロフィー
DM：筋強直性ジストロフィー

3-4）呼吸不全との関連参照）．

5．胃瘻（PEG[‡6]）造設時

後述するデュシェンヌ型筋ジストロフィー（DMD）と同様の対策が必要である（p.55 3-6）胃瘻造設参照）．

筋ジストロフィーにおける摂食嚥下障害の対策のエビデンスはまだ不十分である．しかし，進行性疾患であっても，様々な介入によって（廃用部分を含めた）機能改善やリスク管理ができることは日常臨床で経験しており，筋ジストロフィーの摂食嚥下障害について，さらなる臨床研究の推進が望まれる．

引用文献
1) 難病情報センター：筋ジストロフィー（指定難病113）．〔http://www.nanbyou.or.jp/entry/4523〕
2) 花山耕三ほか：成人の筋ジストロフィーで気をつけること．湯浅龍彦ほか編．神経・筋疾患摂食・嚥下障害とのおつきあい～患者とケアスタッフのために～．51-53，全日本病院出版会，2007．
3) 野﨑園子：バルーン法（バルーン拡張法，バルーン訓練法）．野﨑園子ほか編．DVDで学ぶ神経内科の摂食嚥下障害．113-115，医菌薬出版，2014．
4) 野﨑園子ほか：Myotonic Dystrophy type 1（DM1）のホットパック併用口腔期訓練．医療，**65**(11)：555-561，2011．

[‡6]PEG：栄養を投与するために胃に設けた孔（胃瘻），あるいは胃に穴を設ける手術．経皮内視鏡的胃瘻造設術：percutaneous endoscopic gastrostomy；PEG

参考文献

① 日本神経学会：デュシェンヌ型筋ジストロフィー診療ガイドライン 2014．〔https://www.neurology-jp.org/guidelinem/dmd.html〕
② 馬木良文：小児発症の筋ジストロフィーの食を考える．湯浅龍彦ほか編．神経・筋疾患　摂食・嚥下障害とのおつきあい～患者とケアスタッフのために～．45-50，全日本病院出版会，2007．
③ 野﨑園子：筋ジストロフィー（PMD）．野﨑園子ほか編．DVDで学ぶ神経内科の摂食嚥下障害．50-53，医歯薬出版，2014．
④ 野﨑園子：筋ジストロフィーと摂食嚥下障害．*MB Med Reha*．**212**：189-197，2017．
⑤ 戸田達史：福山型筋ジストロフィー研究の現状と展望．日本臨床，**73**（8）：1425-1436，2015．
⑥ Nozaki S, et al：Range of motion exercise of temporo-mandibular joint with hotpack increases occlusal force in patients with Duchenne muscular dystrophy. *Acta Myol*, **29**（3）：392-397, 2010.

参考として，小児に多いデュシェンヌ型筋ジストロフィー（DMD）の摂食嚥下障害について解説する．

参考　デュシェンヌ型筋ジストロフィー（DMD）の摂食嚥下障害

1. 疾患概要

紙面の都合上，疾患概要については【難病情報センター：筋ジストロフィー（指定難病113）〔http://www.nanbyou.or.jp/entry/4523〕】を参照いただきたい．

2. 摂食嚥下障害の特徴[a1][a2]（参考図1）

デュシェンヌ型筋ジストロフィー（DMD）の摂食嚥下障害は幼少時から慢性に進行するため，患者は初期は必ずしも障害を自覚していない．詳細な問診と観察が必要である．

デュシェンヌ型筋ジストロフィー（DMD）患者のVF所見と年齢との関係における検討では，経時的変化としては，10歳代より口腔期の異常が存在し，さらに20歳頃より咽頭残留などの咽頭期障害が出現することが示された．また定量的評価では，口腔・咽頭移送時間は年齢とともに遅延し，舌骨の前上方への運動時間は年齢とともに短縮する．

以下，摂食嚥下障害の各プロセスにおける障害について述べる．

1）準備期・口腔期

閉口筋と開口筋の機能の不均衡により，しばしば開口障害と開咬を認め，咬合不全がある．また，巨舌や筋力低下のため，明らかな舌の可動域制限がみられる．歯列は，前後径が小さく左右径がやや大きく，相対的に側方に広がり，そのため舌の左右運動量が多くなり咀嚼効率が低下する．奥舌への移送や咽頭への移送は特に固形物のほうが強く障害される．また，舌圧の低下と分布の不均衡があり，前方の舌圧低下が知られている．

2）咽頭期

咽頭筋力低下による咽頭移送障害と，舌骨挙上不全による食道入口開大不全があり，食道入口を食塊が一度に通過せず，結果として送り込み運動中に食塊が口腔と咽頭を行きつ戻りつして，食塊の口腔への逆流が少なからず認められる．

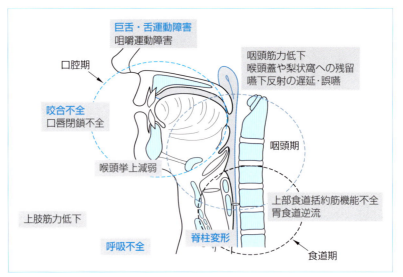

参考図1 デュシェンヌ型筋ジストロフィー（DMD）の摂食嚥下障害

3）食道期
食道の移送障害は少ないといわれているが，胃食道逆流がみられることがある．

4）摂食障害
脊柱変形や上肢・体幹筋力低下による疲労が必発である．慢性進行性のため患者は必ずしも疲労を自覚していないが，食事の後半に頻脈や体動が目立つときは疲れているサインと判断する．

5）呼吸不全との関連
10歳代後半頃より呼吸不全を合併する症例があり，呼吸不全は摂食嚥下状態に影響を及ぼす．

3．摂食嚥下障害の対策

1）口腔期
重症化に伴い咬筋や口腔周囲筋を使わなくなるという廃用の影響もある．咬合訓練や口腔周囲筋のストレッチが可動域を拡大し，咬合力の改善をもたらすこともある．

2）咽頭期
咽頭筋力低下による咽頭移送障害と舌骨挙上不全による食道入口開大不全にはバルーン法（一回引き抜き法）が有効である（表1）．

3）摂食障害
食事時間の後半に頻脈や体動が目立つときは，疲れているサインと判断する．急に全介助に変更するのではなく，患者の自食意欲を尊重して，食事の後半を介助するなどの配慮が必要である．また，脊柱の変形を支持するためのクッションや座位保持装置を工夫し，摂食姿勢の安定をはかることや，上肢筋力低下に対して，テーブルの高さや食器を工夫することなどは，摂食動作を助ける．

4）呼吸不全との関連
10歳代後半頃より呼吸不全を合併する症例があるが，呼吸不全初期には，夜間のみ鼻マスクによる呼吸管理（非侵襲的陽圧換気療法：noninvasive positive pressure ventilation；NPPV）を行い，日中は呼吸器を装着しないことが多い．しかし，食事中のSpO$_2$が低下する場合は，呼吸器を装着しての摂食も考慮する．

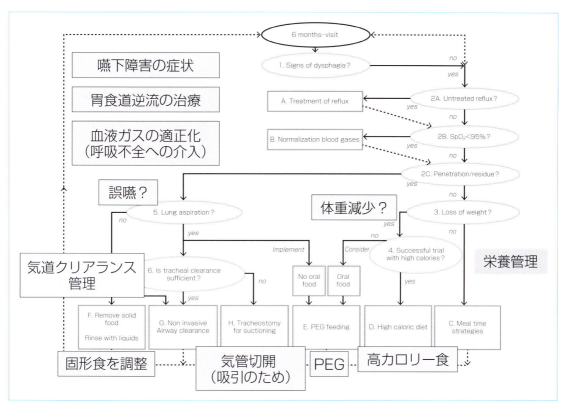

参考図2 デュシェンヌ型筋ジストロフィー(DMD)の嚥下障害のアルゴリズム(文献@3より)

5）栄養管理

進行に伴い食事摂取量が減少して栄養状態が悪化する．口腔期障害のみで咽頭期障害が目立たない時期には水分摂取が誤嚥なく行えるため，栄養剤を経口的に補助栄養とすることができる．また，偏食傾向がみられることもあり，食育も重要である．

6）胃瘻造設

胃瘻は進行期のデュシェンヌ型筋ジストロフィー(DMD)患者の栄養管理の有用な手段である．しかし呼吸不全進行期になると，胃瘻造設時における呼吸不全悪化などのリスクが高くなる．近年はNPPV下の内視鏡的または外科的胃瘻造設の有用性が報告されている．

7）アルゴリズム

最近，デュシェンヌ型筋ジストロフィー(DMD)嚥下障害治療アルゴリズムが提唱された[@3]（参考図2）．

文　献

@1) 野﨑園子：筋ジストロフィー(PMD)．野﨑園子ほか編．DVDで学ぶ神経内科の摂食嚥下障害．50-56，医歯薬出版，2014．

@2) 馬木良文：小児発症の筋ジストロフィーの食を考える．湯浅龍彦ほか編．神経・筋疾患　摂食・嚥下障害とのおつきあい～患者とケアスタッフのために～．45-50，全日本病院出版会，2007．

@3) Toussaint M, et al：Dysphagia in Duchenne muscular dystrophy：practical recommendations to guide management. *Disabil Rehabil*, **38**(20)：2052-2062, 2016．

II. 疾患概要と嚥下障害の特徴と対策

8 慢性期脳卒中

西口真意子

I 概　要

　脳卒中とは一般的な用語であり，脳血管障害とも呼ばれる．脳梗塞，脳出血，くも膜下出血などである．発生直後の急性期と症状が安定した慢性期(回復期，維持期(生活期))に分けられる．

II 疫　学[1)2)]

　脳卒中データバンク2015によると，脳卒中のうち脳梗塞が75％，脳内出血が20％，くも膜下出血が約5％である[3)]．
　2013年人口動態統計によると脳卒中による死亡数は年間約13万人であり，がん，心臓病，肺炎に次ぐ第4位である．発症年齢は中央値で脳梗塞が72歳，脳出血が66歳である．脳卒中全体の死亡率は全体の8％，75歳以上では11％を超える．今後高齢化のさらなる進行に伴い患者数がさらに増加すると考えられる．

III 原　因[1)2)]

　原因としては，高血圧，糖尿病，脂質異常症，心房細動，血液凝固異常，喫煙，過量飲酒，メタボリックシンドローム，慢性腎臓病，睡眠時無呼吸症候群などがある．さらに危険因子として新たに炎症マーカーが脳卒中治療ガイドライン2015に取り上げられた．炎症マーカーであるCRP(C-reactive protein)は血管炎症を反映しているとされ，脳梗塞の独立した危険因子である．

IV 症　状[1)2)]

　脳卒中の症状は脳の障害部位により多彩である．
- 運動障害：麻痺および歩行障害
- 感覚障害：知覚の低下，異常感覚
- 言語障害：失語症，構音障害
- 認知障害：失行，失認，半側空間無視，注意障害，記憶障害，遂行機能障害，知能低下，感情失禁
- 嚥下障害
- 排尿障害：尿閉や尿失禁

- 痙縮と拘縮

また，脳卒中後に続発する病態としては，
- 嚥下性肺炎：誤嚥，嚥下障害より引き起こされる．
- うつ：一般に脳卒中の約 1/3 にうつを合併する．認知機能や身体機能，ADL を障害する因子となり得るため，早期に薬物治療を開始することが勧められる．また運動やレジャーはうつの発症を減少させる．
- 痙攣，てんかん：重症度が高く皮質病変を含む脳卒中や出血性脳卒中で生じやすい．
- 脳血管性認知症：全認知症の約30%を占め，アルツハイマー病に次いで多い認知症である．抑うつや自発性の低下を伴うことが多い．症状に応じた薬物治療や，社会とのつながりを保つための公的サービスの利用などは，症状悪化を予防する観点から望ましい．
- 中枢性の疼痛：視床痛などが代表的である．難治性で時に過敏な疼痛としびれ感がみられる．

V 治　療[1)2)]

慢性期脳卒中では再発予防，リハビリテーション，後遺症管理が中心となる．
- 脳梗塞の再発予防には抗血小板療法，抗凝固療法などの薬物治療がある．それぞれ病型に合わせて治療法を選択する．非心原性脳梗塞には抗血小板療法，ラクナ梗塞には抗血小板療法と血圧コントロールを行う．心原性脳梗塞には抗凝固療法が勧められる．
- 危険因子（高血圧，糖尿病，心房細動など）の治療管理も再発予防に非常に重要である．
- 高血圧は一次予防，二次予防ともに最大の危険因子であり，一般的な降圧目標として 140/90 mmHg 未満を示している．合併症や他の危険因子が複合している場合は個々の症例に応じて適切な降圧目標を定める．
- 脂質異常症では高容量のスタチン系薬剤が再発予防に重要である．
- 禁煙，受動喫煙の回避，節酒，体重管理，栄養管理など生活習慣の指導も行う．
- 適応があれば，血管内治療・外科的治療の検討をする．
- リハビリテーションは，回復期では機能障害の改善と日常生活の向上を，維持期（生活期）ではできる限りの身体機能・能力の低下を防ぐために行う．

VI 予　後[1)4)]

- 今井の報告では，脳卒中全体の 5 年生存率は 62.3% であり，疾患別で脳梗塞 54.9%，脳出血 62.3%，くも膜下出血 54.9% であった．くも膜下出血，脳出血では原疾患による急性期死亡が多く，75 歳以上の脳梗塞では肺炎による死亡が多いとしている．さらに高血圧，糖尿病，心疾患の合併により死亡率は上昇する．
- 脳卒中の多くが高齢者であり，基礎疾患として高血圧，糖尿病，心疾患を併存していることが多いため，それらの管理と肺炎の対策が生命予後の改善に重要である．

表1 偽性(仮性)球麻痺と球麻痺の嚥下障害の特徴

	偽性(仮性)球麻痺	球麻痺
障害部位	延髄上位	延髄
口腔期	高度異常	軽度
咽頭喉頭の知覚	低下	ありか軽度低下
嚥下反射	あり	ないか極めて弱い
嚥下運動パターン	正常	異常
喉頭挙上	十分	低下
高次脳機能障害	認知症，感情失禁など多彩	問題なし
その他	嚥下関連筋の筋力，協調性の低下 嚥下反射の遅延 呂律困難 湿声	カーテン徴候 舌萎縮 声門閉鎖不全，嗄声 輪状咽頭筋機能不全(食道入口部開大不全)

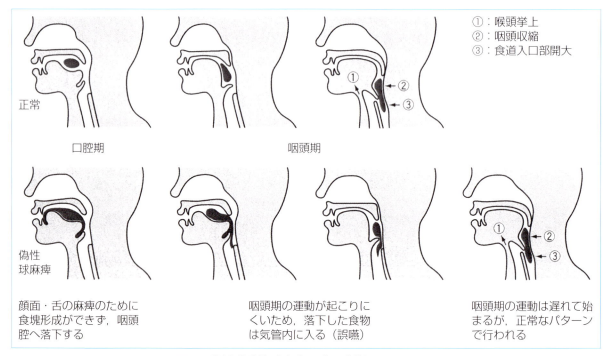

①：喉頭挙上
②：咽頭収縮
③：食道入口部開大

正常
口腔期　　咽頭期

偽性球麻痺
顔面・舌の麻痺のために食塊形成ができず，咽頭腔へ落下する
咽頭期の運動が起こりにくいため，落下した食物は気管内に入る(誤嚥)
咽頭期の運動は遅れて始まるが，正常なパターンで行われる

図1 偽性(仮性)球麻痺の嚥下動態(文献6より)

VII 嚥下障害の病態[5)6)9)]

脳卒中など中枢の障害による嚥下障害の病態は，偽性(仮性)球麻痺と球麻痺に分けて整理すると理解しやすい(表1).

1. 偽性(仮性)球麻痺(図1)
- 障害部位は延髄神経核より上位ニューロンで起こる.
- 嚥下関連筋の協調性および筋力の低下
- 咽頭感覚の低下
- 口腔期の障害(食塊形成不良)：口からの食物の取り込みが悪い，ボロボロこぼす.

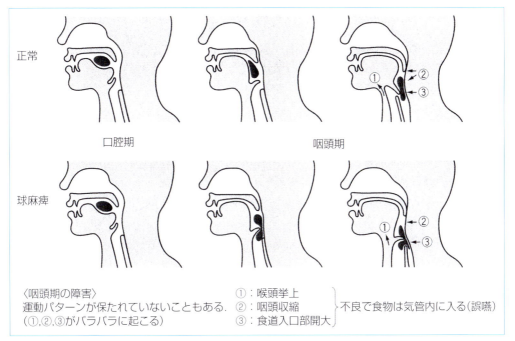

図2 球麻痺の嚥下障害(文献6より)

- 嚥下反射の遅延:嚥下反射そのものは保たれているが,口腔や咽頭の感覚が低下しているため嚥下反射を随意的に誘発しにくい.
- 意識障害,高次脳機能障害を合併することもある.

2. 球麻痺(図2)

- 延髄の嚥下中枢で起こる.
- 球麻痺の典型例は延髄外側症候群(ワレンベルグ症候群)である.疑核,孤束核の障害で球麻痺を呈する(図3).
- 以下の症状がみられる.
  ・突然の頭痛,嘔吐をもって発症
  ・同側の小脳症状
  ・同側の軟口蓋・咽頭・喉頭の麻痺
  ・同側の顔面の温痛覚の脱失
  ・ホルネル症候群:中等度縮瞳,眼瞼下垂(眼裂狭小),眼球陥凹(眼球後退)
  ・反対側の頸部以下の半身の温痛覚の脱失
- 嚥下動態は咽頭期の障害が主体である.

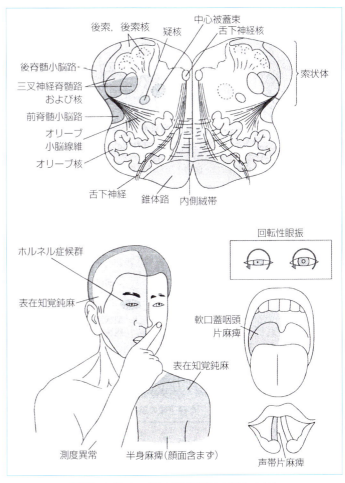

図3 ワレンベルグ症候群(文献9より)

表2 嚥下リハビリテーションの訓練法(文献10より作成)

ブローイング	コップあるいはペットボトルに水を入れストローをさしてゆっくり吹く．吹く動作により鼻咽腔閉鎖にかかわる神経・筋群を活性化させる．
メンデルソン手技	舌骨喉頭挙上の運動範囲の拡大と，挙上持続時間の延長，咽頭収縮力の増加を目的とする．咽頭収縮がピークに達した時点(嚥下したとき，のどぼとけが最も高い位置)で嚥下を一時停止させ数秒間保った後，力を抜いて嚥下前の状態に戻すようにする．手を添えて喉頭挙上を介助するとやりやすい．
咽頭冷却刺激 (喉のアイスマッサージ)	前口蓋弓から舌根部，軟口蓋や咽頭後壁を，凍らせた綿棒に水をつけて刺激し，マッサージ効果により嚥下反射を誘発する．
頸部前屈体操 (Shaker体操)	喉頭挙上にかかわる筋の筋力強化を行い，喉頭の前上方運動を改善させ食道入口部の開大をはかる．食道入口部の通過を促進し咽頭残留を減らす効果がある．仰臥位で肩を床につけたまま，頭だけをつま先が見えるまでできるだけ高く上げ保持させる．あるいは頭部の上げ下げをする反復運動をさせる．
バルーン訓練 (バルーン拡張法)	バルーンカテーテルを用いて，主に食道入口部を機械的に拡張し，食塊の咽頭通過を改善する．拡張方法としては，① 引き抜き法(バルーンカテーテルの先端を食道内に挿入したら，バルーンに空気を入れて少量拡張する．そのままカテーテルを口腔まで引き抜く，または嚥下と同時に引き抜く)，② 間欠拡張法(最も狭窄の強い部分でバルーンに空気を入れて拡張しながら位置をずらして抜いてくる)，③ バルーン嚥下法(バルーンを拡張した状態でカテーテルを嚥下する)などがある．主に膀胱留置カテーテルを用いて行われる．
チューブ飲み訓練	チューブ(カテーテル)を繰り返し嚥下することにより，嚥下反射の惹起性と喉頭挙上運動を改善させる．
K-point刺激	K-pointは臼後三角後縁のやや後方(上下の歯をかみ合わせたときの頂点)の内側(臼後三角後方の高さで口蓋舌弓の側方と翼突下顎ヒダの中央)に位置する．ここに軽い触圧を加えることにより，嚥下反射を誘発したり，開口や咀嚼様運動を促したりすることができる．延髄の脳神経核が損傷されている球麻痺では起こらない．主に偽性(仮性)球麻痺患者が対象である．
嚥下反射促通手技	前頸部を軽擦することによって，嚥下反射の惹起を促す．直接訓練では食事中に口腔内に溜めこみ，嚥下運動が起こらない場合に用いる．
電気刺激療法	喉頭挙上あるいは前方運動が不十分な患者に対し，表面電極で経皮的に舌骨周囲筋群などを刺激し，筋収縮を得ながら一定の嚥下訓練を行う．
バイオフィードバック	条件反射を応用した行動療法の1つ．嚥下運動を関連する筋肉の筋電計，舌の圧力など生理学的な計測値を画像(グラフ)や音などに変換したものを患者に示し，訓練を通じて嚥下機能の改善をはかる．対象は認知機能障害のない嚥下障害患者に限定される．
磁気刺激療法	頭皮上から口腔咽頭領域の一次運動野を刺激し，損傷側や非損傷側の大脳皮質の興奮性を向上させたり非損傷側の興奮性を低下させたりする数少ない中枢側からの治療法である．非侵襲的に大脳皮質を刺激することで脳の可塑的変化を促し，嚥下機能改善をはかる．

- 特徴は，咽頭，喉頭，食道入口部，軟口蓋の運動不全である．
- 顔面麻痺や開口障害など，口腔期障害を認めることもある．
- 下咽頭収縮不全と食道入口部の開大不全，声門閉鎖不全により誤嚥が生じるリスクが高い．
- 咽頭収縮，喉頭挙上，食道入口部の開大などがバラバラに起こり，一連の運動のパターンが障害される．

VIII 嚥下リハビリテーション[5)〜7)]

嚥下リハビリテーションを行うにあたり，脳卒中の嚥下障害では食物の認知も障害されていることがあるため，嚥下運動だけでなく摂食行為そのものを含め病態を理解する必要

表3 嚥下各期の観察ポイントと嚥下訓練(文献6より改変)

嚥下各期	過程	ポイント	基礎訓練(間接訓練)	摂食訓練(直接訓練)	その他
先行期	食べ物の認知 食べようとすること	覚醒しているか 食べ物に反応するか 認知症の有無	声かけ 口腔ケア 喉のアイスマッサージ 触覚・味覚刺激		情緒的に安心かつ集中できる環境をつくる.
準備期	口への取り込み 咀嚼, 食塊形成	口から食物, 唾液をこぼしていないか 口腔内に保持できているか 咀嚼できているか	口唇, 頬の運動 →構音訓練(パ行, マ行) 舌, 下顎, 頬の運動 →構音訓練(タ行, ラ行)	体幹角度調整 下顎の挙上と口唇の閉鎖を介助 嚥下食	
口腔期	咽頭への送り込み	舌の動き (舌背を口蓋におしつけ咽頭へ送り込む) 食塊の口腔内停滞	舌, 下顎の運動 →構音訓練(カ行, ラ行) 頸部の可動域訓練	体幹角度調整 食物を直接奥舌に入れる	スプーン, 注射器の使用
咽頭期	嚥下反射による咽頭の通過 食道への送り込み	喉頭挙上は十分か 咽頭残留の有無 誤嚥の有無	喉のアイスマッサージ 空嚥下 呼吸, 排痰訓練 ブローイング K-point刺激 嚥下反射促通法 メンデルソン手技 バルーン拡張法	体幹角度調整 複数回嚥下, 交互嚥下 横向き嚥下, うなずき嚥下 一側嚥下 息こらえ嚥下 K-point刺激 嚥下反射促通手技 頸部突出法	
食道期	食道から胃への送り込み	食道内の貯留, 逆流の有無	空嚥下	体位を起こす 複数回嚥下, 交互嚥下 食後座位を保つ	

がある. 先行期, 準備期, 口腔期, 咽頭期, 食道期の5期に分けて考える. 訓練内容(表2)や食事形態を考えるうえで整理しやすい(表3).

病態に応じた嚥下リハビリテーションを行うためには, 病歴や身体症状の把握, スクリーニングや検査を適切に行う必要がある. 質問紙法(表4), 反復唾液嚥下テスト(repetitive saliva swallowing test:RSST), 喉頭挙上, 改訂水飲みテスト(modified water swallowing test:MWST)はベッドサイドで簡便に行うことができる検査である.

スクリーニングテストで嚥下障害が疑われた場合は, 嚥下造影(videofluoroscopy:VF)や嚥下内視鏡(videoendoscopy:VE)で精査し病態を見極め, 適切な栄養摂取方法, 食形態, 代償嚥下, 姿勢, 訓練法を選択し指導を行う.

嚥下障害の認められた患者に対して代償嚥下法として, うなずき嚥下, 頸部突出法, 頸部回旋(横向き嚥下), 体幹角度調整, 交互嚥下, 複数回嚥下(反復嚥下), 上向き嚥下, 鼻つまみ嚥下, 一側嚥下(健側傾斜姿勢と頸部回旋姿勢のコンビネーション), 息こらえ嚥下がある.

間接訓練法(食品を用いない訓練)として, メンデルソン手技, 咽頭冷却刺激, 頸部前屈体操(Shaker体操), バルーン訓練, 呼吸訓練, リラクセーションがある.

これら代償嚥下法, 間接訓練は検査所見や食事摂取量の改善が認められるため包括的な介入が勧められる[1].

表4 聖隷式嚥下質問紙（文献8より）

1	肺炎と診断されたことはありますか	A. くりかえす	B. 一度だけ	C. なし
2	やせてきましたか	A. 明らかに	B. わずかに	C. なし
3	ものが飲み込みにくいと感じることがありますか	A. しばしば	B. ときどき	C. なし
4	食事中にむせることがありますか	A. しばしば	B. ときどき	C. なし
5	お茶を飲むときむせることがありますか	A. しばしば	B. ときどき	C. なし
6	食事中や食後，それ以外のときにもゴロゴロ（痰がからんだ感じ）することがありますか	A. しばしば	B. ときどき	C. なし
7	のどに食べ物が残る感じがすることがありますか	A. しばしば	B. ときどき	C. なし
8	食べるのが遅くなりましたか	A. たいへん	B. わずかに	C. なし
9	硬いものが食べにくくなりましたか	A. たいへん	B. わずかに	C. なし
10	口から食べ物がこぼれることがありますか	A. しばしば	B. ときどき	C. なし
11	口の中に食べ物が残ることがありますか	A. しばしば	B. ときどき	C. なし
12	食物や酸っぱい液が胃からのどに戻ってくることがありますか	A. しばしば	B. ときどき	C. なし
13	胸に食べ物が残ったり，つまった感じがすることがありますか	A. しばしば	B. ときどき	C. なし
14	夜，咳で眠れなかったり目覚めることがありますか	A. しばしば	B. ときどき	C. なし
15	声がかすれてきましたか（ガラガラ声，かすれ声）	A. たいへん	B. わずかに	C. なし

　脳卒中に代表される偽性球麻痺と球麻痺で嚥下リハビリテーションの対応が異なってくる[5]．

1．偽性球麻痺への対応

1）基礎訓練
- 口腔ケア
- 口腔周囲器官の運動訓練
- 嚥下器官のリラクセーション
- 咽頭の感覚入力訓練（喉のアイスマッサージ，K-point刺激）
- 咀嚼訓練
- 送り込み訓練（舌の筋力増強，可動域拡大訓練）
- 咳嗽訓練，発声訓練

2）直接訓練
- 食形態の工夫：嚥下反射の遅延に対応するため，ゆっくり流れ咀嚼しやすいものがよい．水分にトロミをつける，ペースト食，ソフト食など．
- 食器の工夫：スプーン，コップなど
- 嚥下反射促通手技
- 代償嚥下法：うなずき嚥下，横向き嚥下，一側嚥下
- 誤嚥防止・咽頭残留除去：一口量，交互嚥下，複数回嚥下，息こらえ嚥下，頸部回旋
- 咀嚼運動で口腔内の移動と嚥下運動を誘発させる．
- バイオフィードバック：表面筋電図など
- 電気刺激療法，磁気刺激療法

2．球麻痺
1）基礎訓練
- 咽頭期の嚥下運動の誘発
- 呼吸リハビリテーション
- 発声・構音訓練
- 食道入口部の開大（バルーン拡張法）
- 筋力トレーニング
- メンデルソン手技：喉頭挙上の補助
- パターン訓練：チューブ飲み訓練
- 電気刺激療法

2）直接訓練
- 食形態の工夫
- 代償嚥下：うなずき嚥下，横向き嚥下，一側嚥下
- 嚥下法の工夫：空嚥下
- パターン訓練（水飲み訓練）

　これら機能訓練で改善しない場合は，外科的療法としては輪状咽頭筋切断術，喉頭挙上術も考慮する．

文　献
1) 日本脳卒中学会　脳卒中ガイドライン委員会編：脳卒中治療ガイドライン 2015．協和企画，2015.
2) 北川泰久ほか監，鈴木則宏ほか編：脳血管障害診療のエッセンス　日本医師会雑誌　第146巻　特別号（1）．日本医師会，2017．
3) 小林祥泰編：脳卒中データバンク 2015．中山書店，2015．
4) 今井　昭：脳卒中の生命予後と死因の5年間にわたる観察研究：栃木県の調査結果とアメリカとの報告の比較．脳卒中，**32**(6)：572-578，2010．
5) 野﨑園子ほか編著：DVDで学ぶ神経内科の摂食嚥下障害．医歯薬出版，2014．
6) 藤島一郎編著：よくわかる嚥下障害．永井書店，2004．
7) 水尻強志ほか編著：脳卒中リハビリテーション．第3版．医歯薬出版，2013．
8) 大熊るりほか：摂食・嚥下障害スクリーニングのための質問紙の開発．日摂食嚥下リハ会誌，**6**：3-8，2002．
9) 平山惠造：神経症候学．1002，文光堂，1971．
10) 日本摂食嚥下リハビリテーション学会医療検討委員会：訓練法のまとめ（2014版）．日摂食嚥下リハ会誌，**18**(1)：55-89，2014．

II. 疾患概要と嚥下障害の特徴と対策

9 認知症

古和久朋

　認知症とは，いったん正常に発達した知的機能が持続的に低下し，複数の認知機能障害があるために社会生活に支障をきたすようになった状態，と定義されている．その原因疾患としてはアルツハイマー型認知症（Alzheimer's disease；AD）が最も多く，レビー小体型認知症（dementia with Lewy body；DLB），血管性認知症（vascular dementia；VD），前頭側頭葉変性症（fronto-temporal lobar degeneration；FTLD）が続く．

　認知症の初期では，摂食や嚥下に影響が及ぶことは稀だが，進行とともに様々な認知機能への影響が及び，摂食嚥下障害をきたす．

　本稿では，大脳の機能局在を説明した後，代表的な認知症性疾患で生じる摂食嚥下障害について説明する．

I 大脳の機能局在

　ヒトの大脳は前頭葉，側頭葉，頭頂葉，後頭葉の4つに区分される．それぞれの部位で，図1に示すような機能局在の存在がわかっている．

　摂食嚥下に関連した部位として，食物を視覚的に認知する，すなわちそこに食物がある，ということがわかるためには，後頭葉にある視覚野でまずはその存在を認知し，それが何であるかを隣接した頭頂後頭連合野ならびに側頭後頭連合野にて判断し，最終的に認知に至る．眼前の食物を嗅覚で認知するには嗅神経から辺縁系へ，味覚の場合は，視床経由で前頭葉眼窩面にある味覚中枢により認識される．

　箸やフォーク，スプーンを使ってきれいに食べるには，運動機能に加えて道具の使い方などをコントロールする頭頂葉の働きも必要である．高級レストランで食事となれば，一品一品ゆっくりとしたペースで出されている食事を静かに待ち，音を立てずに静かに食べることが求められるが，こういったことは小学生ではまだ困難であり，実際に入場を断られることが多い．おそらく前頭葉の発達が未成熟であるためと考えられるが，FTLDの患者では，じっと座っていられない，出された食事を口の中に次々と詰め込み，周囲にこぼしてしまうといった症状が特徴的である．このように前頭葉では，現在の行動により生じる結果やそれに基づく最善の行動の選択（実行機能）や社会的に許容されない行動の抑制や情動の統制などを行っている．

　現代人は1日3食を基本として，適切な時間に，適切に量を調整しつつバラエティーに富んだ内容の食事をして健康を維持しようと努力している．これを可能とするためには，自らの食事を含めたエピソード記憶や時間の見当識が必須であり，側頭葉の内側面を中心とした領域の働きが必須である．また自らのボディーイメージへの配慮といった観点でいうと，食欲の調節には頭頂葉の機能も関与していると推測される．

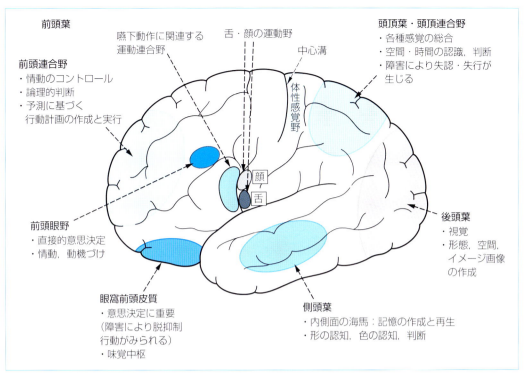

図1 大脳の機能局在

Ⅱ 病型別の摂食嚥下障害

1. アルツハイマー病（AD）

　本邦の認知症患者の約6割がADによるものであると報告されている[1]．脳内の細胞間隙スペースに大量の老人斑が蓄積し，その後，神経原線維変化が神経細胞体に，こちらも大量に蓄積し，この結果神経細胞数の減少が生じることが，ADの神経病理学的特徴である．

　その病変の広がりは，側頭葉内側と頭頂葉から開始し，次いで前頭葉に広がる．中心前回，すなわち運動野は最後まで保たれるため，運動機能の障害は晩期まで目立たない．したがって一人歩きなどの症状が出やすい認知症でもある．

　側頭葉内側の障害に伴うもの忘れ，すなわち記銘想起障害には前行性健忘と逆行性健忘の2種類がある．前者は認知症発症後以降の新しいエピソード記憶が作られない症状であり，後者は認知症発症前に作られ，脳内に知識や体験として蓄えられている記憶が，最近のものから時をさかのぼって消えていくものである．

　このような記銘想起の障害のため，食事をしたことを忘れて，食欲に任せて何度も食事をして過食状態となる病期がある．また，自ら食物を入手できず介護者に頼っている場合には，その介護者に「食事はまだか」と繰り返し尋ねるような症状が出現する．こういった症状はBPSD（behavioral and psychiatric symptoms with dementia）と総称されている．患者自身は直前に食事をしたことを覚えておらず，このまま食べさせて貰えないと自らの生死にかかわる問題となることを恐れて尋ねていると推測される．こういった心理背景のある患者に「さっき食べたでしょう！」と説明しても，食事をした記憶が残っていないために質問をしているわけで，患者の不安は増す一方である．むしろ「大丈夫ですよ．もう

すぐ準備しますから安心して待っててね」と患者の生死にかかわる事態にはならないことを担保し，安心させてあげる対応が最も効果的である．

　過食気味にあるにもかかわらず，それほど体重増加がみられない AD の患者が多いように筆者自身は思っているが，おそらく現病に伴う不安や焦燥，あるいはしまい忘れた物品をさがすために，患者が常にそわそわと動いているといった行動様式の変化により，カロリー消費が増えているためではないかと推測している．

　運動機能を支配・調整する錐体路系や錐体外路系の障害は AD の場合，病期がかなり進まないと出現してこない．にもかかわらず，頭頂葉の機能障害による失行と呼ばれる症状により，箸が上手に使えない，フォークとナイフが組み合わせて上手に使えず，手づかみでの摂食となることがある．この様子に強い失望感を示す介護者もいるが，経口から必要な栄養を摂取できることがまずは大切であり，ごはん類ならもともと手で食べるおにぎりを用意してあげるなど，道具が使えないことを目立たせない工夫をしてあげることも 1 つの対処法であると説明している．

　視覚認知もまた頭頂葉の重要な機能であるがゆえに，AD 患者では，目の前にまだ残っている食事に気づかないことがある．特に左半側空間無視と呼ばれる視野全体の，あるいは食事トレーで区切られた領域の左半分にあるものに気づきづらく無視しやすいといった症状が出やすい．線分抹消試験，線分二等分試験や様々な図の模写などによって評価し，存在が確認できた場合には，患者の認識しやすい部分（例えばトレーの右側など）に食物を置くといった介護上の工夫が必要である．

　AD の場合，嗅覚や味覚は比較的早期より低下しやすく，料理をされている方は，急に味が濃いものを作るようになった，と周囲に気づかれ，受診につながることもある．

　食欲は晩期には低下し，胃瘻をつくり栄養摂取方法を別に作るべきか，様々な場で議論されている．これとは別に，比較的早期にも食欲減退を訴える AD 患者がみられるが，この場合には薬剤性の食欲低下を考慮すべきである．

　現在 AD 治療薬として上市されている薬物は 4 種類あるが，そのうち 3 種類は脳内のアセチルコリンの濃度を増やすことを目的として，同神経伝達物質の分解酵素であるコリンエステラーゼを阻害する薬剤である．これらの薬物は中枢のみならず末梢でも効果を発揮するため，末梢性のアセチルコリン濃度の上昇により胃液や腸液の分泌が促進され，その結果食欲が低下する場合がある．こうした場合には薬物の中止により食欲が改善することが期待される．

　なお 3 種類あるコリンエステラーゼ阻害薬のうち本邦では貼付剤として発売されているリバスチグミン（イクセロンパッチ®，リバスタッチ®）については，他の 2 剤にないブチリルコリンエステラーゼ阻害作用をもつが，この効果により胃から産生されるペプチドホルモンであるグレリンが分解を免れた結果，血中濃度が上昇し，これが視床下部に働き食欲を増進させる可能性がある[2,3]．実際に，同薬剤の処方により他剤では食欲低下がみられた患者の食欲が回復した自験例もあり，AD の食欲低下例については，他剤よりもまず，リバスチグミンの処方を考慮したい．

　興奮や暴言，暴力といった陽性症状主体の BPSD が目立つ症例では，そのコントロールを目的に，抗精神病薬の処方がされる場合があるが，薬物の種類や使用量そして使用期間によっては患者が過鎮静状態となり，その間も経口摂取を続けた結果，誤嚥性肺炎の発症が起こり得る．生命予後に直結する問題となることから，こうした薬物を服用中の患者の

食事の際には，十分に覚醒しているかの確認が必要である．

またこうしたBPSDが出現する病期には，病変が前頭葉に広がったと考えられる．したがって，後に述べるFTLDに近い症状も出現し得ることにも注意したい．

2．レビー小体型認知症(DLB)

パーキンソン病(Parkinson's disease；PD)患者の脳幹ではじめて記載されたレビー小体と呼ばれる神経細胞体の封入体が，大脳皮質にも多数蓄積し，意識や注意力の変動，具体的な幻視の訴え，そしてパーキンソン症状を呈する認知症である．全認知症患者の10～15％がDLBによるものであると考えられている[1]．

その病理学的背景を考慮すると，ADと比較して比較的早期よりパーキンソン症状に代表される運動症状が出現するため，誤嚥のリスクが高くなる[4]．この治療については，基本的にPDのそれに準じて行う．ただ，薬物治療に際してはPD患者よりも幻視などの副作用が出現しやすいことから，その選択や使用量には十分な注意が必要である．

レビー小体の分布の広がりを検討した論文によれば，頭蓋内では嗅脳と延髄にはじめに出現すると報告されている．したがって，本疾患の患者もAD同様，嗅覚の低下を伴い，味覚についても低下を訴える症例がある．また，延髄に存在する迷走神経背側核へのレビー小体の蓄積により便秘を発症し，これが食欲に影響を与えることがある．便秘や嗅覚低下，さらに橋にその責任病巣があると考えられているレム睡眠行動障害は，パーキンソン症状やDLBにおける認知症症状が出現する以前からすでに始まっている可能性が高く，問診時にこういった症状の有無を確認することが診断の一助となる．

DLBの特徴的症状である幻視は，もともと何もないところにものがみえるというよりは錯視，すなわちそこにあるものが別のものにみえる，といった訴えが圧倒的に頻度が高い．脳血流SPECT検査において，DLBではADにはみられない後頭葉の血流低下がみられることから，こういった視覚的な異常の責任病巣は後頭葉だと考えられている．

ごはんにふりかけをかけたところ，虫にみえて食が進まない，といった訴えが聞かれる．また体性幻覚，すなわち手足や体の内部に器質的疾患では説明がつけがたい感覚性の訴えが聞かれることが多い．摂食嚥下に関連するものを挙げると，喉の奥に球のようなものが引っかかっていて食事が喉を通らない，といった訴えがきかれることがある．耳鼻科を受診いただき，スコープにより喉の奥に何もないことを確認いただき，何もないですよ，と説明することになるが，その後でもこの感覚がとれない場合には，ドネペジル塩酸塩(アリセプト®など)や抑肝散，あるいは抗精神病薬など体性幻覚の治療を続けながら経過をみる．

DLBは抗精神病薬への薬物過敏，すなわち少量でも思わぬ効果や副作用が出現する可能性があることが以前より知られており，一般の高齢者以上に薬物治療時には少量ずつ慎重に開始する配慮が求められる．

3．前頭側頭葉変性症(FTLD)

前頭葉および側頭葉に強い萎縮をきたす疾患で，病理学的背景は均一ではない．従来ピック病と呼ばれてきた脱抑制などを主体とするもの(bvFTD；behavioral variant frontotemporal dementia)の他，言語の症状が強いタイプも含まれる．後者のタイプもいずれは前者同様，前頭葉症状が出現することとなる．

摂食嚥下という観点で本認知症をまとめると，診断基準にも記載のあるように，過食となり濃厚な味付けや甘いものを好むような嗜好の変化がみられ，時に口唇的探求または異食症がみられる[5]．また礼儀やマナーの欠如といった脱抑制症状も合併し，その結果，食

事を1人で勝手に始め，なおかつ，口の中に食塊が残存しているうちから次の食塊を入れようとして，結局多くを口の外にこぼしてしまったり，むせて咳をすることで，食塊を周囲にとばしてしまうといった行動がみられる．こういった食行動により誤嚥性肺炎を発症するリスクが高くなる．

広義のFTLDでは，進行性核上性麻痺（progressive supranuclear palsy；PSP）やFTLD-MND（認知症を伴う運動ニューロン病）が含まれるが，前者はパーキンソン症候群のなかでも頸部の肢位が後屈位を呈すことが多く，この肢位が誤嚥の可能性を非常に高くする．後者は筋萎縮性側索硬化症（amyotrophic lateral sclerosis；ALS）と同様の偽性（仮性）球麻痺および球麻痺により嚥下障害が出現する．

bvFTDとしてもフォローしていた患者が，経過中に頻回に誤嚥を起こし，入院して精査してみると肺活量の低下や動脈血ガスにて二酸化炭素の貯留が始まっており，すでにFTLD-MNDの状態に変わっていた，といった症例もあり，常に摂食嚥下状態について留意することが必要である．

4．血管性認知症（VD）

広範囲にわたり血管障害が広がり，障害の強い部位の症状が蓄積され，結果としてまだら認知症を呈するのがVDである．皮質の局所的な障害であれば，脳梗塞後遺症というとらえ方が普通であるが，1つひとつの病変が症状を出すには十分ではないが，多数蓄積し，特に皮質下白質に病変が多数出現する場合などには，皮質下性認知症，すなわち処理速度の低下による反応時間の延長などを特徴とする認知症につながる．こうした病態では，偽性球麻痺が出現することが多く，結果として誤嚥を引き起こすこととなる．

高血圧や糖尿病，脂質代謝異常などのコントロールと梗塞の場合には抗血小板薬や塞栓症であれば抗凝固薬による脳血管障害の2次予防が主体となる．

III　まとめ

本稿では認知症が摂食嚥下に与える影響につき，4大認知症を中心に記載した．特にADでは運動機能障害が晩期まで出現しづらいにもかかわらず，様々なタイプの摂食嚥下障害をきたし得ることから，患者1人ひとりの認知機能の正しい評価をすると同時に，実際に生じている摂食嚥下障害を把握し，これらの両者を勘案したうえで，真の摂食嚥下障害の原因を突き止めることが，治療介入方法への第一歩となることを強調したい．

文　献

1) Wada-Isoe K, et al：Prevalence of dementia in the rural island town of Ama-cho, Japan. *Neuroepidemiology*, **32**：101-106, 2009.
2) Bullock R, et al：Effect of age on response to rivastigmine or donepezil in patients with Alzheimer's disease. *Curr Med Res Opin*, **22**：483-494, 2006.
3) Vriese CD, et al：Ghrelin degradation by serum and tissue homogenates：identification of the cleavage sites. *Endocrinology*, **2145**：4997-5005, 2004.
4) Shinagawa S, et al：Characteristics of eating and swallowing problems in patients who have dementia with Lewy bodies. *Int Psychogeriatr*, **21**：520-525, 2009.
5) 難病情報センター：前頭側頭葉変性症（指定難病127）．〔http://www.nanbyou.or.jp/entry/4841〕

II. 疾患概要と嚥下障害の特徴と対策

10　呼吸と嚥下障害

野﨑園子

I　はじめに

　神経筋疾患では，病状の進行に伴い呼吸筋麻痺による呼吸不全を合併することが少なくない．呼吸不全には，拘束性障害(呼吸関連筋の障害による)と閉塞性障害(肺や気管支の障害による)がある．神経筋疾患の場合は，横隔膜や肋間筋などの呼吸筋麻痺による拘束性障害が多い．疾患によっては呼吸中枢の障害による呼吸障害も起こる．

II　呼吸が嚥下に及ぼす影響[1]

(1) 呼吸と嚥下は一部，同一経路を通る(図1)．このため，嚥下時に無呼吸となるタイミングがある(嚥下時無呼吸)(図2)．
(2) 呼吸不全がある場合は嚥下関連筋が呼吸運動に動員され，嚥下運動が障害される．
(3) 呼吸中枢と嚥下中枢がともに延髄に存在し，呼吸運動と嚥下運動は協調関係にある(図3)．
(4) 嚥下運動を行う筋は，呼吸や咀嚼に関与する筋でもあり，これらを支配する嚥下中枢・呼吸中枢・咀嚼中枢が互いに影響し合っている．

　拘束性呼吸不全をきたす神経筋疾患では，以上のような理由により，嚥下障害と呼吸障害(肺活量の低下)は並行して進行する(図4)[2]．
　呼吸不全が顕性化してきた筋萎縮性側索硬化症(amyotrophic lateral sclerosis；ALS)では，嚥下後の呼吸の不規則性がみられる(図5)．嚥下と呼吸パターンは吸気・無呼吸・呼気が最も多いパターンと考えられているが(control)[1](図6)，パーキンソン病(Parkinson's disease；PD)などでは，無呼吸後に吸気となることが多いとの報告もあり[3](図7)，この嚥下後の吸気パターンを呼気とすることが，誤嚥を減少させる1つの方法である．また，PDでは，呼気加速(随意咳)が弱く(図8)，誤嚥との関連が認められており(図9)，呼気筋力訓練を行うことで(図10)，誤嚥が減少するというエビデンスがある[4,5](図11)．
　神経筋疾患では，呼吸不全初期には，鼻マスクによる非侵襲的陽圧換気療法(noninvasive positive pressure ventilation；NPPV)を夜間のみ行い，日中は離脱可能である．摂食中の呼吸器離脱は場合によっては呼吸を悪化させ，さらに，摂食嚥下障害を悪化させることもある．離脱時食事中のSpO_2をモニターし，低下がみられる場合はNPPVを食事前(図12)または食事中(図13)に行い，呼吸を整えて食事をする(図14)ことが，誤嚥防止につながる[6,7]．
　また気管切開下に呼吸管理をしている患者では，カニューレにより嚥下が阻害され誤嚥を予防できない場合も少なくない[8]．また，誤嚥した水分などは，カフを伝って下部気道に侵入し，呼吸状態を悪化させる(図15)．気管切開が必ずしも誤嚥予防などに対して安心ではないことを念頭に置いてケアすべきである．

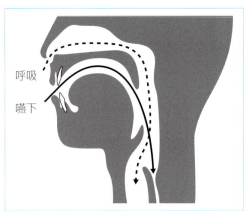

図1 呼吸と嚥下

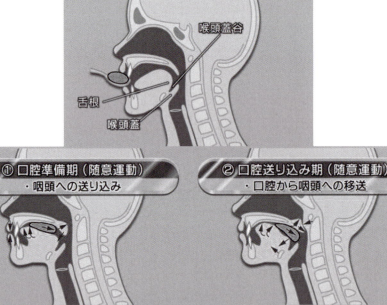

a. 摂食嚥下の流れ

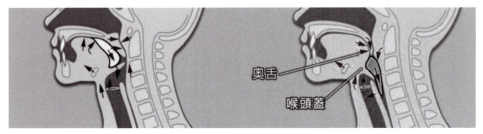

b. 嚥下時の無呼吸（気道閉鎖）

図2 摂食嚥下の流れと嚥下時の無呼吸
（文部科学省大学病院連携型高度医療人育成事業教育ビデオ「摂食嚥下障害基礎編」より）

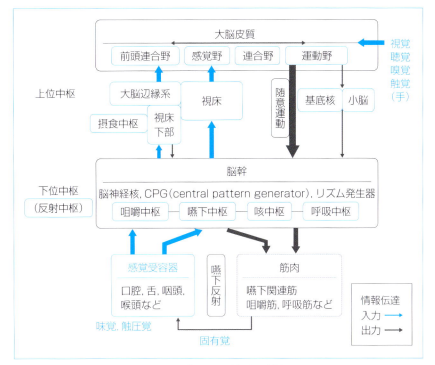

図3 嚥下に関連する神経

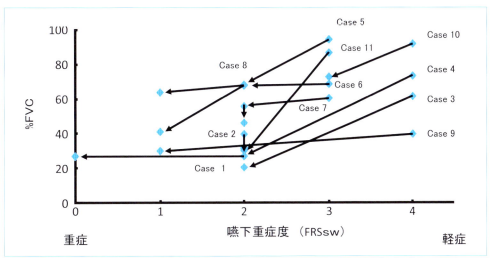

図4 嚥下障害と呼吸不全の経時的変化(文献2より)
呼吸不全と嚥下障害は並行して悪化する.
%FVC：%努力肺活量

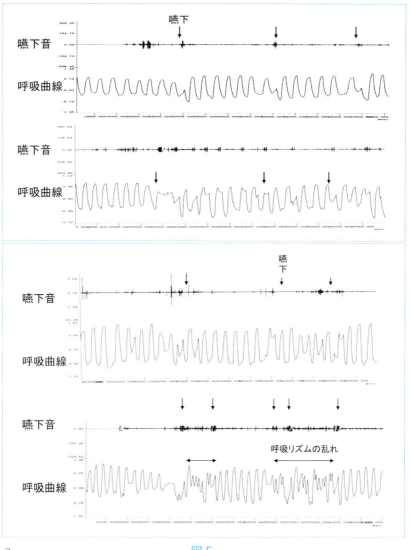

図 5
a：重症化に伴う呼吸の変化・呼吸の不規則化
b：重症化に伴う嚥下後の呼吸の変化

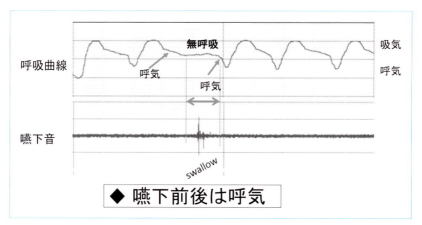

図 6　呼吸と嚥下の協調
(Dozier TS, et al：Coordination of swallowing and respiration in normal sequential cup swallows. *Laryngoscope*, 116：1489-1493, 2006. より)
多いと考えられているパターン

図 7
PD の呼吸と嚥下
(Gross RD, et al：The coordination of breathing and swallowing in Parkinson's disease. *Dysphagia*, 23：136-145, 2008. より)

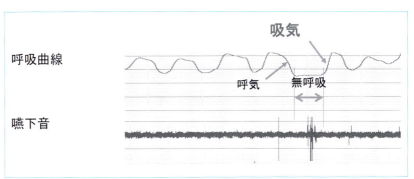

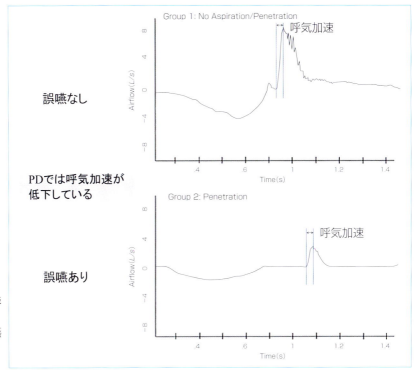

図 8
呼気加速（随意咳）呼吸曲線（文献 4 より）
誤嚥がない場合と誤嚥がある場合の呼気加速

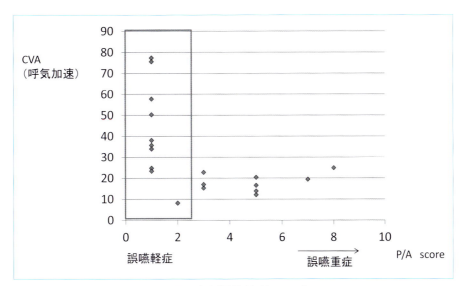

図 9　咳と誤嚥（文献 4 より）
呼気加速（随意咳）の強さと VF 上の誤嚥は関連がある．

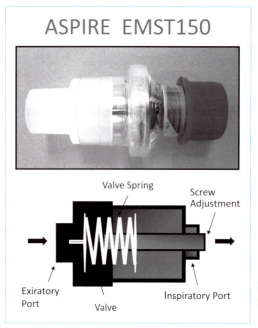

図10 呼気筋力訓練

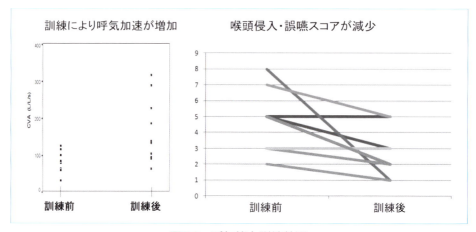

図11 呼気筋力訓練効果

(Pitts T, et al：Impact of expiratory muscle strength training on voluntary cough and swallow function in Parkinson disease. *Chest*, 135：1301-1308, 2009. より一部改変)

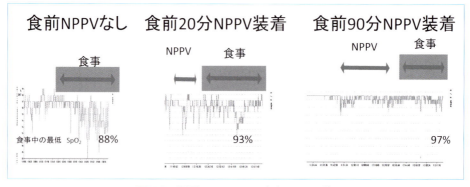

図12 運動ニューロン病（ALS など）
食前の NPPV 装着時間による食事中 SpO$_2$ の比較

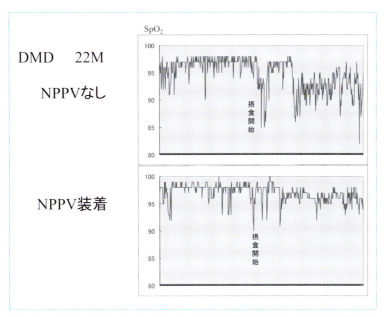

図13 呼吸不全患者では摂食時の呼吸補助は呼吸と嚥下を改善する
（刀根山病院神経内科）

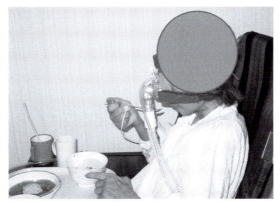

図14 NPPV下の食事

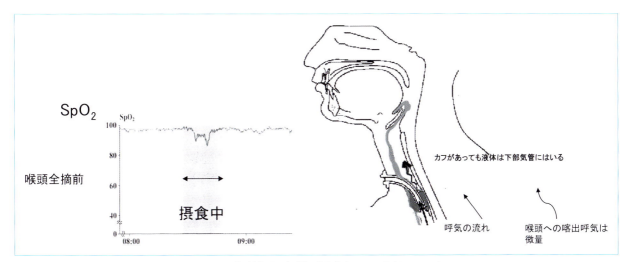

図15 気管切開患者の誤嚥（左図は文献9より）

文　献

1) 玉木　彰：呼吸管理・酸素療法中の食事．松田　暉ほか編．摂食嚥下ケアがわかる本　食の楽しみをささえるために．90-96，エピック，2013．
2) 野﨑園子ほか：筋萎縮性側索硬化症患者の摂食・嚥下障害―嚥下造影と呼吸機能の経時的変化の検討―．臨床神経，**43**(3)：77-83，2003．
3) Troche MS, et al：Respiratory-swallowing coordination and swallowing safety in patients with Parkinson's disease. *Dysphagia*, **26**：218-224, 2011.
4) Pitts T, et al：Voluntary cough production and swallow dysfunction in Parkinson's dsease. *Dysphagia*, **23**：297-301, 2008.
5) Troche MS, et al：Aspiration and swallowing in Parkinson disease and rehabilitation with EMST：a randomized trial. *Neurology*, **75**(21)：1912-1919, 2010.
6) 野﨑園子：筋ジストロフィーと摂食嚥下障害．*MB Med Reha*, **212**：189-197，2017．
7) 野﨑園子：筋ジストロフィーの摂食・嚥下・栄養マネジメント（DMDを中心に）．医学のあゆみ，**226**(5)：355-360，2008．
8) 市原典子：筋萎縮性側索硬化症の食を支える．湯浅龍彦ほか編．神経・筋疾患　摂食・嚥下障害とのおつきあい〜患者とケアスタッフのために〜．16-23，全日本病院出版会，2007．
9) 野﨑園子：摂食嚥下障害のリハビリテーション．臨床リハ，**25**(3)：235-244，2016．

II. 疾患概要と嚥下障害の特徴と対策

11 経管栄養―胃瘻を中心に―

汐見幹夫

I はじめに

「PEG」は経皮内視鏡的胃瘻造設術(percutaneous endoscopic gastrostomy)の略語で，厳密には内視鏡を用いた胃瘻造設手技を指していたが，近年はPEGで留置された胃瘻カテーテルや，この胃瘻カテーテルを用いた経腸栄養法のことを指すこともある．

経口摂取によって必要栄養量が満たされない場合，栄養療法の適応となるが，これには経腸栄養法(enteral nutrition；EN)と静脈栄養法(parenteral nutrition；PN)がある．消化管が機能し消化吸収が可能であれば，消化管を用いることが大原則である[1]．ENは最も生理的であるだけでなく，感染症などの合併症が少なく腸管免疫系の機能維持や医療経済的にも優れている．ENの経路には経鼻胃管や胃瘻カテーテルなどがあり，病態や実施期間に応じて投与経路を選択する必要がある．ASPEN(American Society for Parenteral and Enteral Nutrition)の提唱する経静脈・経腸栄養のガイドライン[2]によると，経腸栄養を行う期間が短期間(通常，4週間以内)の場合には非侵襲的で留置が容易な経鼻胃管が選択される．使用期間が4週間以上に及ぶ場合には，胃瘻や腸瘻などが適応となる．しかしながら，短期間でも経鼻胃管を留置される患者にとって異物感，不快感，痛みなどの苦痛は強く，QOLは著しく低下する．ましてや，長期間の留置は「虐待」に等しいとも言える．さらに，経鼻胃管には自己あるいは事故抜去の危険性，唾液分泌増加や嚥下運動への影響などから誤嚥の誘引になる，トラブルが多く在宅での管理は困難，など多くの短所がある．これらの短所を解決すべく開発され普及したのが，胃瘻である．

患者の利益となる可能性が高いのに，「人工栄養は延命治療にあたるのでよくない」「胃瘻はよくないので経鼻胃管を選択する」「消化機能に問題はないのに点滴のほうがよい」などというケースが増えていることが懸念される．

今一度胃瘻を再認識し，患者本位の胃瘻の復権を実践するために，胃瘻の現状，メリット・デメリット，最近の手技とリスク管理など，医療者が知っておくべきポイントを解説する．

II PEGとは

1．PEGの歴史

上部消化管内視鏡を用いてのPEGは，1980年にGaudererらによって神経障害児に対してPull法で行われたのが最初である[3]．その後，1983年にUenoらによって，Introducer(原)法によるPEGが報告された[4]．その後Pull法の亜型として，Push法やPull法で一期的にボタン型カテーテルが留置できる造設キット，感染防御に配慮した造設キット，Introducer（原）法に改良を加えたIntroducer変法などが登場し，本邦でも広く施行されるようになった．

しかし，造設キットの市場規模[5]は，2001年は約45,000キット，2005年から10万キットを超えて増え続け，2007年は112,000キットであったものが，2012年94,000キット，2013年89,400キット，2015年80,300キット，2017年64,000キット見込みと著減し，新規胃瘻造設件数は明らかに減少している．

造設手技別では，関西PEG研究会（現 関西PEG・栄養とリハビリ研究会）で，2002年と2013年に行った関西地区でのアンケート結果[6]によると，2002年にはPull法74.1％，Push法12.1％，Introducer（原）法13.8％であったが，2013年にはPull法16.1％，Push法1.8％，Introducer（原）法5.4％であるのに対して，Introducer変法が76.8％と現在の主流となっている．

2．PEGの目的

嚥下機能に問題があり，誤嚥や誤嚥性肺炎などの危険性が高く経口摂取は困難でも，胃や腸などの消化管には問題がない人に適した栄養法であり，長期間の留置も可能である胃瘻を，開腹手術ではなく低侵襲な内視鏡下で造設するのがPEGである．栄養・薬剤・水分補給のための注入目的の他，幽門や上部小腸の狭窄・閉塞に対する減圧治療目的に実施されるが，胃瘻カテーテルを留置することが目的ではなく，これを長く安全に使うことが真の目的である．

3．胃瘻の適応と倫理的問題

胃瘻の適応には医学的な適応と倫理的な適応がある．

胃瘻は，高齢の認知症患者だけではなく種々の病態が対象であり，議論の余地のないよい医学的適応である減圧目的，小児難病，頭頸部〜食道癌，神経難病などがあり，これらについてはPEGを実施し経腸栄養管理すべきである．胃瘻をめぐる倫理的問題は，終末期認知症にしぼって議論されるべきである[7]．

日本老年医学会の指針「高齢者ケアの意思決定プロセスに関するガイドライン 人工的水分・栄養補給の導入を中心として」が2012年に発表されて以来，胃瘻が「無理に延命されている」「医療費の無駄使い」「胃瘻はいけない」などというマスコミの偏った報道により社会的にバッシングを受けてからというもの，患者・家族のみならず医療者も「胃瘻アレルギー」をもつようになり，胃瘻のメリットが得られない誤った選択がなされているのが現状である．当初一部では，「食べられなくなったら胃瘻」という安易な胃瘻造設が，十分な倫理的な考察もされないままに行われていたことは否めない．しかし，最近は臨床現場でも倫理的な意思決定に関する意識が高まり，多職種によるカンファレンスなども行われるようになりつつある．老衰で経口摂取が困難になっても，人工栄養を開始しない選択があるということも踏まえて，意思決定が行われるようになってきた．

4．PEGの実際

1）PEGの種類

前述の如く，Pull法，Push法，Introducer（原）法，Introducer変法がある．詳細はNPO法人PDN（Patient Doctors Network）のホームページのPDNレクチャーをぜひご参照いただきたい[8]．このホームページはPEGと胃瘻に関する知識を，この領域では日本を代表す

表1 PEG造設各手技の詳細と特徴（○：利点，●：問題点）

	Pull/Push法	Introducer（原）法	Introducer変法
カテーテルの太さ	○太い（20，24 Fr.）	●細い（11，13，15 Fr.） ○（20 Fr. も開発された）	○太い（20，24 Fr.）
カテーテルの種類	バンパー型チューブ バンパー型ボタン	バルーン型チューブ	バンパー型ボタン バンパー型チューブ
内視鏡挿入回数	●2回（経鼻内視鏡原則不可）	○1回（観察のみ，経鼻内視鏡可）	○1回（観察のみ，経鼻内視鏡可）
カテーテルの咽頭通過	●あり（不潔操作）	○なし（清潔操作）	○なし（清潔操作）
胃壁腹壁固定	任意であるが，推奨	必須	必須
穿刺針の太さ	○細い（16 G）	●太い（12，14，16 Fr.）	○細い（16，18 G）
交換時期	○長期（4か月以降）	●短期（段階的に拡張も必要）	○長期（4か月以降）
特徴	○手技が安定している 　引き出したカテーテルにより周囲組織が圧迫止血される ●ボタンの場合は腹壁厚に見合ったボタン長の事前決定が必要	●バルーン型のため，逸脱の危険がある	●ボタンの場合は腹壁厚に見合ったボタン長の事前決定が必要
特有のアセスメント	創部感染の防止策が必要	●常にバルーンの確認が必要 ●胃内空気の漏れのため術中の内視鏡視野不良	●気腹のアセスメントと対応が必要 ●胃内空気の漏れのため術中の内視鏡視野不良 ●胃壁裂創
胃壁・腹壁の圧迫力	○腹壁側の体外ストッパーなどで調節可能で，強力	●腹壁側の体外ストッパーなどで調節可能だが，弱い	ガーゼで調節可能
自己抜去の可能性	○ボタンは抵抗が強く，つかみにくいため可能性は低い ●チューブの場合は可能性あり	●抵抗が弱く，チューブがあるので可能性大	○つかみにくいので，可能性は低い
創部感染の可能性	●あり	○稀	○稀

る講師陣が執筆したもので，自由に閲覧が可能である．胃瘻造設から日常の管理，トラブル時の対応など幅広い知識を学ぶことができ，一部はビデオレクチャーも視聴できる．これらのPEG各手技の特徴と利点，問題点などを表1にまとめた．

現在主流のIntroducer変法は，Pull/Push法の「術後の瘻孔感染」「2回の内視鏡挿入が必要」「経鼻挿入ができない」などの短所がないIntroducer（原）法の利点を生かしつつ，（原）法の短所とされる「穿刺針が太いための出血のリスク」「胃後壁損傷」「細いバルーン型しか留置できない」「早期のカテーテル交換，瘻孔拡張を要する」や「自己抜去，早期逸脱の可能性」などを改良した，各々の長所を兼ね備えた新しい造設法である．2001年9月に井上ら[9]により提唱されたSimple PEG法にさかのぼり，ダイレーターを使用することでより細い穿刺針による本穿刺が可能となり，一期的に太径のボタン型カテーテルが留置できる．留置カテーテルが口腔内，咽喉頭内，食道内を通過しないため，清潔操作で造設が完遂できる．しかし，Introducer変法にも「出血」「気腹」「胃内空気の漏れのため術中の内視鏡視野不良」と稀ではあるが「胃壁裂創[10]」という短所がある．穿刺部位確認のため

に内視鏡での送気によって胃を拡張させているため，胃壁腹壁固定を行っていてもダイレーター抜去時の気腹は程度の差はあれ必発である．これらを解決するため，新たな改良を加えた最新の造設キットには，逆流防止弁付きシースを併用するものも登場している．これを利用することで，重度の気腹や術中の内視鏡視野不良および胃壁裂創はほぼ回避可能となった．

2）胃瘻カテーテルの種類

胃瘻カテーテルは，体外ストッパー，胃内ストッパー，カテーテルで構成されていて，体外ストッパーには「ボタン型」と「チューブ型」があり，胃内ストッパーには「バンパー型」と「バルーン型」がある．これらの組み合わせによって「バルーン型ボタン」「バンパー型ボタン」「バルーン型チューブ」「バンパー型チューブ」の4通りがある[11]．

造設キットによって，胃瘻カテーテルの種類が異なる（表1参照）ので患者の状態や環境など，個々に最適な組み合わせのものを選択して使用するとともに，それぞれに応じた管理を理解することが必要である．

5．胃瘻のメリット・デメリット

胃瘻のメリットを列挙すると，
(1) 経鼻経管栄養よりも患者の負担が少ない．
(2) 誤嚥や肺炎の危険性が低い．
(3) 胃や腸などの消化管機能を生かし，最も生理的である．
(4) 腸管免疫系の機能維持が期待できる．
(5) 静脈栄養法よりも医療経済的に優れている．
(6) 胃瘻カテーテルは経鼻胃管よりも抜けにくい．
(7) 胃瘻カテーテルの交換は問題がなければ4〜6か月ごとでよい．
(8) カテーテルの接続部分は衣類で隠れるので，見た目がよく自己抜去予防になる．
(9) カテーテルが短く，口径が太いので詰まりにくい．
(10) 長期にわたる栄養管理が可能．
(11) 喉にカテーテルがないので，唾液分泌誘発がなく，痰なども出しやすい．また，口から食べるための嚥下リハビリテーションや摂食訓練などが行いやすい．
(12) 経口摂取との併用が可能で，十分な経口摂取が可能になれば抜去可能である．
(13) 介護する側の負担が軽い．
などである．

一方，胃瘻のデメリットとしては，
(1) 胃瘻造設術が必要である．
(2) 周術期に出血や腹膜炎などのリスクがある．
(3) 胃瘻造設部位周辺は皮膚トラブルを起こすことがある．
(4) 口腔内が不潔になりやすい．
(5) カテーテル交換時にも出血や腹膜炎などのリスクがあり，交換のための労力と費用がかかる．
(6) 腸瘻に比べて逆流をきたすことがあり，注入速度や注入薬剤の粘度などに注意を要する．
(7) 専用の栄養剤の費用がかかる．

(8)自己抜去の可能性が皆無ではない．
などが挙げられる．

　これらのデメリットを理解したうえで，メリットを生かすような管理を行うことが医療者に求められている．

Ⅲ　胃瘻のリスク管理

1．造設時～直後のアセスメント

　胃瘻関連のリスクは多数多様であり，すべてを述べることはできないが，合併症は造設24時間以内に起こることが多いので，主な合併症とその対策を述べる．PEGには前述のように種々の手技があり，使用キットも様々である．一般的なアセスメントの他にそれぞれの手技・キットに応じたアセスメントや対応が必要である．また，造設手技は外来・内視鏡室で行われるが，その後の管理は病棟などで行うので，職種・部署間の連携が重要である．パスなどが利用できればチェック漏れが少なくなる．造設医師が24時間以内に一度は直接観察することが望ましい[12]．

1）出　血

　ほとんどは，圧迫などで対応可能であるが，輸液・輸血を要する場合もあることに留意し，血圧低下や頻脈，不穏などがないことをチェックする．胃内大量出血でも，胃瘻チューブからの出血がないこともあるので，頻回の慎重な観察が肝要である．

(1)皮下・腹壁から体表への出血の有無は創部ガーゼの確認で行う．スペーサーやガーゼによる圧迫を強めることでほとんどは止血可能であるが，カテーテルが回転しない程の過度の締め付けは後に虚血による瘻孔周囲炎や皮膚潰瘍(圧迫壊死)の原因となる．止血不十分であれば結紮や凝固止血を追加する．

(2)体表への出血がないのに貧血が進行したり，カテーテルから血液が流出する場合は，躊躇せず緊急内視鏡で胃内の出血の有無を確認し，必要があれば内視鏡的止血を行う．

(3)腹腔内への出血は稀であるが肝臓などの誤穿刺も考慮して速やかにCTなどを行い，必要なら外科的処置を行う．

2）瘻孔部

　瘻孔部の浮腫は必発であり，出血予防のためには術後24時間程度は強めに圧迫するが，ガーゼをはずして創部を直接観察し，適宜調節することが望ましい．カテーテルを回転させたり，体外ストッパーの位置をずらすことも，後のスキントラブルの予防になる．まだ腹壁と胃壁の癒着が未完成なので，ある程度の圧でストッパーを固定しないと，胃内の空気や胃液が腹腔内へ漏れる危険がある．胃壁腹壁固定が行われていれば，糸が食い込んでいないことも確認する．

3）自己(事故)抜去

　自己抜去が危惧される患者では，あらかじめ胃壁腹壁固定を行っておく．ボタン式のほうが危険性は低い．患者の理解度に応じて，ガーゼ・テープでしっかりと固定し，腹帯で保護する．

4）腹部膨満，気腹

　Introducer 変法では多少の気腹が起こり得るが，腹部膨隆が進行したり，皮下気腫が出現した場合は医師と連携して原因の探索や脱気を行う．

5）疼　痛

　局所麻酔薬が切れて疼痛を訴える場合は，鎮痛薬の坐剤か，強度の場合は静脈投与を行う．疼痛のコントロールは血圧上昇，不穏，自己抜去などの予防策にもなり得る．

6）その他

　発熱，悪心・嘔吐などには速やかに対応する．

　上記の問題がなければ，24 時間以内でも少量の白湯や薬剤の注入は行ってもよい[12]．

2．術後 1 週間程度の胃瘻管理

　1 週間程度の早期合併症には次のようなものが挙げられる．

1）瘻孔感染

　Pull/Push 法の場合は特に口腔内の細菌の移植による感染の頻度が高い．また，どの造設法であっても，胃壁腹壁固定やストッパーの圧迫が強すぎるための血流障害などが誘因となる．

2）スキントラブル

　瘻孔周囲に滲出液や胃液などの付着が続くと，これが刺激となりスキントラブルの原因となるので，瘻孔周囲を清潔に保つことが大切である．

3）自己(事故)抜去

　腹壁と胃壁が癒着して，瘻孔が安定するには 2 週間以上を要すると考えられており，この間は抜去予防対策が必要である．万一抜去された場合，盲目的な再挿入は瘻孔損傷や誤挿入の危険があるので，速やかに内視鏡下で再挿入を行うことが安全である．

3．安定期の胃瘻管理

　以下の点についての日常の観察が重要である．

(1) カテーテルの体外ストッパーには，通常 1～2 cm 程度の適度な余裕が必要であるが，栄養状態が改善し太ってくるときつくなってくることがある．上下に動かして余裕が適度であることを確認する．

(2) カテーテルが抵抗なく回転するか否かも，内部バンパーの食い込み(バンパー埋没)の徴候であることがあり，回転しない場合は早期の内視鏡確認が必要である．

4．カテーテル交換

　安全で確実な栄養剤投与を継続するためには，定期的な交換が必要である．

　カテーテルの種類によって交換時期が異なる．胃内ストッパーがバルーン型の場合には 24 時間を経過すると，交換に対しての保険請求が可能となるが，バルーンの耐久性が改善され，1～2 か月ごとに交換する場合が多い．バンパー型は 4 か月が過ぎると交換の請求が可能となるが，やはり製品の耐久性の向上により 6 か月ごとに交換する場合が多い．

　交換手技の詳細は紙面の関係で省くが，PDN レクチャーをご参照いただきたい[8]．

　交換時のリスク管理としては，交換後の新しいカテーテルが胃内に正しく留置されていることを確認することが必須である．ガイドワイヤーを利用した交換であっても，瘻孔損傷や腹腔内誤挿入は皆無ではない．留置の確認を確実に行えば，致命的にもなり得る腹腔

内誤注入は回避できる．

　確認には，胃内ストッパー全体が胃内にあることを直接に内視鏡や CT などで確認する直接確認法と，①造影剤を注入して X 線で確認する，②逆流する胃内容液の pH をリトマス試験紙で確認する，③注入インジゴカルミン液の回収での確認（スカイブルー法）などの間接確認法がある[8]．直接確認が理想ではあるが，医療機関でしか実施できず，手技に煩雑さや侵襲が伴っていた．ベッドサイドでも使用可能で経胃瘻挿入可能な極細径内視鏡も最近普及しつつある[13]．

Ⅳ　結　語

　胃瘻は栄養療法のなかでも生理的で合併症も少なく QOL を維持することができる最適な投与経路である．造設の適応を慎重に議論するべき高齢者と，よい適応である神経難病などの疾患をしっかりと区別したうえで倫理問題を考える必要がある．医療従事者には十分な知識，技能を習得して，「胃瘻アレルギー」を払拭し，胃瘻を正しく使いこなせる社会をつくることが求められている．

文献・参考 URL

1) 日本静脈経腸栄養学会編：静脈経腸栄養ガイドライン．第 3 版．照林社，2013．
2) ASPEN Board of Directors and the Clinical Guidelines Task Force：Guidelines for the use of parenteral and enteral nutrition in adult and pediatric patients. *JPEN*, **26**：1SA-138SA, 2002.
3) Gauderer MW, et al：Gastrostomy without laparotomy：A percutaneous technique. *J Pediatr Surg*, **15**：872-875, 1980.
4) Ueno F, et al：Perctaneous endoscopic gastrostomy：A simplified new technique for feeding gastrostomy. *Prog Dig Endosc*, **23**：60-62, 1983.
5) §42　ペグ・ガストロストミーカテーテルキット（セット）市場規模．カテーテル＆チューブ，IVR 製品市場の中期予測と関連製品の徹底分析．矢野経済研究所，各年度版．〔https://www.yano.co.jp/market_reports/〕（2018 年 4 月現在）
6) 汐見幹夫：関西 PEG・栄養研究会　関西地区でのアンケート報告からみた PEG の現況—平成 14 年と平成 25 年の比較—．在宅医療内視鏡治療，**19**：39-49，2015．
7) 倉　敏郎：胃瘻を使いこなせる社会づくりに向けて〜臨床現場での現状と問題点〜．日静経栄誌，**31**：1234-1238，2016．
8) NPO 法人 PDN（Patient Doctors Network）ホームページ．〔http://www.peg.or.jp/pdn/〕（2018 年 4 月現在）
9) 井上信之ほか：新しい胃瘻造設法"Direct 法"と瘻孔感染．在宅医療内視鏡治療，**9**：79-83，2005．
10) 井上信之ほか：Introducer 変法による経皮内視鏡的胃瘻造設時の胃壁裂創経験とその機序および防止法に関する考察．在宅医療内視鏡治療，**14**：52-56，2010．
11) 鈴木　裕ほか：経皮内視鏡的胃瘻造設術ガイドライン．日本消化器内視鏡学会卒後教育委員会編．消化器内視鏡ガイドライン．第 3 版．310-323，医学書院，2006．
12) 汐見幹夫：胃瘻造設術後①　術後アセスメント．西口幸雄ほか編．胃ろう（PEG）ケアと栄養剤投与法．照林社，2009．
13) 高橋美香子：内視鏡的胃瘻造設術のコツとトラブル対策．*Gastroenterol Endosc*, **56**：2198-2210, 2014.

II. 疾患概要と嚥下障害の特徴と対策

12 誤嚥防止術・嚥下機能改善術

二藤隆春

I はじめに

保存的治療で改善の得られない重度の嚥下障害や反復する誤嚥性肺炎では，外科的治療が有効な場合がある．外科的治療は誤嚥防止術と嚥下機能改善術に大別され，障害された部位や程度，目的に応じて選択される．

II 誤嚥防止術

1．概　要

誤嚥防止術は気道と食道を分離することにより，誤嚥を完全に防ぐことを目的とした手術である．術後は呼気流が声門部を通過しなくなるため，発声機能が失われ，呼吸路として永久気管孔が必要となる．

2．手術適応

誤嚥防止術は，誤嚥性肺炎を反復したり，唾液誤嚥が制御困難な状態であり，改善の見込みがない患者に適応がある．原則的に発声機能が障害され会話によるコミュニケーションが困難な患者を対象とするが，手術の利点が発声機能の温存にまさる場合も検討される．術後は永久的に発声機能が失われるので，患者や家族に十分説明し，同意が得られた場合にのみ手術を実施する．患者との意思疎通が困難な場合は慎重に方針を決定する．

誤嚥防止術が行われる疾患・状態は，筋萎縮性側索硬化症（amyotrophic lateral sclerosis；ALS）や多系統萎縮症（multiple system atrophy；MSA），進行性核上性麻痺（progressive supranuclear palsy；PSP），パーキンソン病（Parkinson's disease；PD）などの神経難病，失語や意識障害を伴う脳血管障害後遺症，頭部外傷などの頭部疾患，重症心身障害などが多い．神経難病に対する誤嚥防止術のアルゴリズムと適応基準を図1と表1に示す[1]．

3．手術法

これまでに誤嚥防止を目的とした多くの手術法が報告されているが，気道と食道の分離法と部位から，a）喉頭摘出，b）気管離断，c）喉頭閉鎖の3種に分けることができる（図2）．誤嚥防止効果は同じであるが，各々の手術法には特徴があり，患者の状態や術者の経験で選択されている．

喉頭摘出による誤嚥防止術は，古典的な喉頭全摘術（図2-a）のほか，喉頭中央部切除術のような簡便化した手術法も報告されている[2]．他の手術法と比較して侵襲がやや大きく，全身麻酔を必要とするが，輪状咽頭筋が起始部で外されるため，術後の嚥下機能の点で有利である．合併症として，咽頭縫合部の瘻孔がある．

気管離断による誤嚥防止術には，気管を離断後に頭側断端を閉鎖する喉頭気管分離術

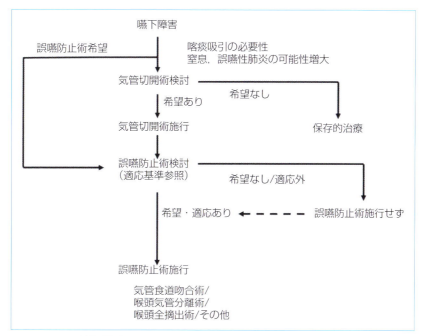

図1 神経難病における誤嚥防止術の治療方針(文献1より引用)

表1 神経難病における誤嚥防止術の適応基準(文献1より引用)

1. 難治性の嚥下障害および誤嚥があり，保存的治療(食形態の工夫，嚥下訓練など)により十分な改善が望めない
2. 音声言語でのコミュニケーションが困難で，回復の見込みがない
3. 十分に説明を受け，同意が得られたもの
4. 誤嚥が著明で，誤嚥性肺炎の既往があり，今後も誤嚥性肺炎を併発する可能性が高い
5. 下記のうち2つ以上を認める
　1) 誤嚥性肺炎を併発する可能性が高い
　2) 喀痰量が多く，頻回の喀痰吸引を必要とし，本人または介護者が疲弊している
　3) 経口摂取を強く希望している

1, 2, 3, 4 または 1, 2, 3, 5 を満たすものを適応とする．
ただし手術困難例は除外する．

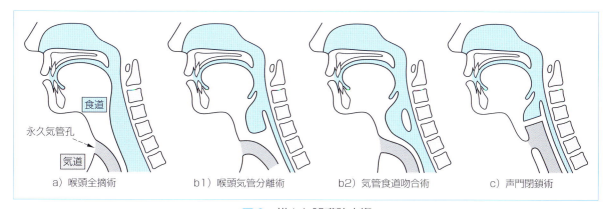

図2 様々な誤嚥防止術

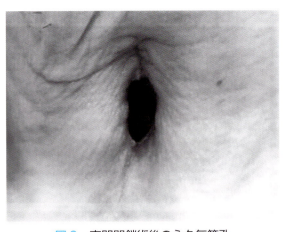

図3　声門閉鎖術後の永久気管孔

(図2-b1)と，気管の頭側断端と食道を端側吻合する気管食道吻合術(図2-b2)がある[3)4)]．喉頭を温存することから，保護者が非可逆的な方法を受け入れにくい小児患者で実施されることが多い．気管食道吻合術は術後の瘻孔が問題となるが，喉頭経由での嚥下が可能となり，食道発声時に声門を用いた良好な音声が得られる場合もある．ボイスプロテーゼを用いた気管食道シャント術による音声回復法も報告されている[5)]．

　喉頭閉鎖による誤嚥防止術は以前より術後の瘻孔が生じやすく確実性が劣るとされてきたが，輪状軟骨と甲状軟骨を一部鉗除し，閉鎖部を筋弁で補強する声門閉鎖術(図2-c)は瘻孔が生じにくく，局所麻酔で実施可能であることから，近年普及している[6)]．硬い輪状軟骨のフレームを用いて造設する永久気管孔(図3)は，術後に狭小化しにくいため，気管カニューレが不要(いわゆるカニューレフリー)としやすいという利点もある．声門下レベルで閉鎖する方法も報告されている[7)]．

4．術後管理

　永久気管孔が縮小して呼吸障害が生じる場合や，人工呼吸器が必要な場合を除いて，術後は気管カニューレが不要となる．吸気時に加湿・加温機能のある鼻腔を空気が通過しないため，気管内が乾燥しやすく，また埃や口腔外に流出した唾液の流入防止のためにも，気管孔をガーゼなどで保護するか，気管カニューレがあれば人工鼻を取り付けることが望ましい．永久気管孔を塞ぐと窒息するため，入浴の際などには通常の気管切開孔と混同しないよう，医療スタッフや家族に徹底した指導を行う．

　唾液の誤嚥が消失するため，気管からの吸引回数は著しく減少し，介護者の負担が軽減される．精神機能や嚥下機能にもよるが，術後は経口摂取を再開できる場合が多く，術前に誤嚥しやすかった液体も摂取しやすくなる．

Ⅲ　嚥下機能改善術

1．概　要

　嚥下機能改善術は，喉頭の音声機能を温存しながら，食塊の咽頭通過効率を高める様々な手術法の総称であり，障害部位や程度に応じて適宜組み合わせて実施する．食道入口部の通過抵抗を減弱させる輪状咽頭筋切断術と，喉頭を高位に移動させ食道入口部を広げる喉頭挙上術が代表的な手術法である．

2．手術適応

　嚥下機能改善術は，保存的治療が無効な，障害の主体が咽頭期にある嚥下障害患者が適応となる．急性発症で回復の可能性がある疾患では，嚥下訓練などの保存的治療を半年間程度行い，効果が乏しいと判断された時点で嚥下機能改善術を検討する場合が多いが，たとえ早期であっても保存的治療が停滞したときに低侵襲の手術を実施することもある．逆に，全身状態が維持されているならば，長期間待機した後に手術を行うことも可能である．

表2　様々な嚥下機能改善術

1. 食道入口部の通過抵抗を減弱させる手術
   輪状咽頭筋切断術(外切開/経口的)
2. 喉頭挙上を補助する手術
   喉頭挙上術(甲状軟骨下顎固定術，甲状軟骨舌骨下顎固定術，甲状軟骨舌骨固定術)
   舌骨下筋切断術
3. 咽頭圧を高める手術
   咽頭弁形成術
   咽頭縫縮術
4. 声門閉鎖を強化する手術
   声帯内方移動術(披裂軟骨内転術，甲状軟骨形成術1型，声帯内注入術)
5. その他
   喉頭蓋管形成術

漫然と保存的治療を継続することは避けるべきであり，手術もリハビリテーションの一環としてとらえ，患者の利益につながる方法を常に選択することが重要である．

術後も嚥下訓練を行う必要があるならば，一定の認知機能や食への意欲，姿勢を維持する身体機能が必要となる．重度の気道感覚障害や呼吸機能障害が存在する場合は，摂食訓練により誤嚥性肺炎のリスクが高まるため，手術適応を慎重に決定すべきである．

精神・身体機能が保たれている球麻痺，すなわち延髄梗塞や椎骨動脈解離によるワレンベルグ症候群，頭蓋底腫瘍による下位脳神経麻痺などは嚥下機能改善術のよい適応である．一方で，神経難病は高次脳機能や身体機能，気道防御能の問題から手術の適応がない場合がほとんどである．進行の速いALSでは手術を行ってもその効果を享受できる期間が短いため，手術が行われることは稀である．ただし，封入体筋炎や多発性筋炎，眼咽頭型筋ジストロフィー，球脊髄性筋萎縮症など，進行が緩徐な疾患では手術が有効な場合もある．

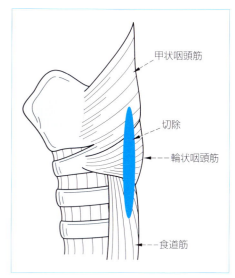

図4　輪状咽頭筋切断術(外切開)
通常は両側で輪状咽頭筋を切除する．後方まで幅広く切除すれば，片側でも効果が得られる．

3．手術法

様々な目的を有する手術法を単独で，または組み合わせて実施する(表2)．

1）食道入口部の通過抵抗を減弱させる手術

輪状咽頭筋切断術(切除術)は，上部食道括約筋である輪状咽頭筋を切断または切除することにより，食道入口部の通過抵抗を減弱させる手術である(図4)．嚥下造影(videofluoroscopy；VF)で輪状咽頭筋圧痕像(cricopharyngeal bar)を呈するような，輪状咽頭筋の瘢痕化や弛緩不全が存在する病態は絶対的適応であるが，咽頭圧低下例も有効な場合があり，相対的適応とされる．また後述する喉頭挙上術とは併施される場合が多い．頸部外切開による手術が長らく行われてきたが[8]，近年は経口的な手術も普及しつつある[9]．合併症として，外切開法では反回神経麻痺や食道穿孔，経口法では頸部・縦隔の気腫や感染がある．

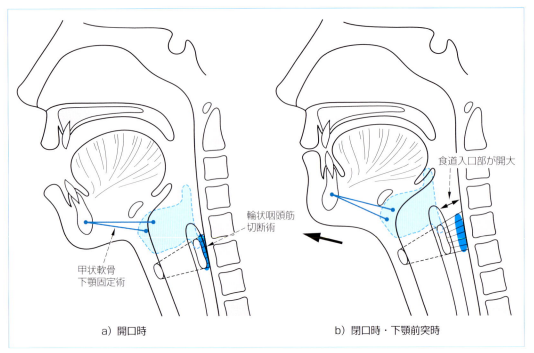

図5 随意的上部食道口開大術（棚橋法）
喉頭挙上術（甲状軟骨下顎固定術）と輪状咽頭筋切断術を併施する．下顎と喉頭が連動するので，閉口時や下顎前突時に喉頭が前上方に移動し，食道入口部は開大する．

2）喉頭挙上を補助する手術

　喉頭を下顎や舌骨など上方の構造物とナイロン糸やテフロンテープなどで接近させる喉頭挙上術は，咽頭圧低下や食道入口部開大制限により咽頭残留が生じたり，嚥下反射惹起遅延がある患者に対して行う．接近させる部位により，甲状軟骨下顎固定術（接近術），甲状軟骨舌骨下顎固定術，甲状軟骨舌骨固定術などがある．甲状軟骨と下顎を接近させる手術では，一過性ではあるが喉頭浮腫による気道狭窄が必発であるため，同時に気管切開術を行う必要がある．

　重症例では甲状軟骨下顎固定術と輪状咽頭筋切断術を組み合わせる．下顎を前方に突き出すことにより食道入口部を開大させられることから，「随意的上部食道口開大術（いわゆる棚橋法）」とも呼ばれる[10]（図5）．

　その他，喉頭下制筋である舌骨下筋群を切断する手術を他の手術に追加して行うことがある．

3）咽頭圧を高める手術

　軟口蓋挙上障害による鼻咽腔逆流を防止する咽頭弁形成術，下咽頭レベルの咽頭圧を高める咽頭縫縮術などがある．

4）声門閉鎖を強化する手術

　声帯麻痺による声門閉鎖不全で喉頭挙上期型誤嚥（嚥下中誤嚥）がみられる患者では，音声機能改善手術でもある，声帯の固定位置を正中に移動する手術が有効である．頸部外切開による披裂軟骨内転術や甲状軟骨形成術1型，経口的または経皮的に行う声帯内注入術などがある．

5）その他

音声機能を温存しつつ，喉頭蓋を筒状に形成して誤嚥を減らす喉頭蓋管形成術という特殊な手術法もある[11]．喉頭経由での呼吸は難しいので，永久気管孔を造設する必要がある．発声時は気管孔を用手的に閉鎖する．

4．術後管理

喉頭挙上術を行った場合，通常の嚥下法と異なり，下顎を前方に突き出して嚥下を行う必要があるため，術後に一定の訓練期間が必要となる．在宅環境に移ると，手技に習熟し難易度の高い食形態でも摂取可能となる患者は多いが，指導された内容を遵守できず，自己流になる患者もいる．手術によっても機能改善には限界はあることから，誤嚥性肺炎や窒息を防ぐためにも，患者や家族に定期的な指導を行うことが望ましい．

食道入口部の通過性が向上することは，一方で逆流も生じやすくなることを意味している．通常，食後1〜2時間座位を保てば問題がないが，腹部を圧迫する姿勢を取らないなどの指導も必要である．

文　献

1）箕田修治ほか：神経難病患者の嚥下障害に対する喉頭気管分離術/気管食道吻合術—有用性と適応基準—．厚生労働省精神・神経疾患研究委託費．政策医療ネットワークを基盤にした神経疾患の総合的研究 総括研究報告書．104-106, 2006.
2）香取幸夫ほか：重度誤嚥に対して喉頭中央部切除術を施行した2症例．嚥下医学, **1**：184-190, 2012.
3）Lindeman RC：Diverting the paralyzed larynx：a reversible procedure for intractable aspiration. *Laryngoscope*, **85**：157-180, 1975.
4）Lindeman RC, et al：Clinical experience with the tracheoesophageal anastomosis for intractable aspiration. *Ann Otol*, **85**：609-612, 1976.
5）Umezaki T, et al：Tracheoesophageal diversion and puncture operation for intractable aspiration：A case series. *Laryngoscope*, 2018.〔Epub ahead of print〕
6）鹿野真人ほか：長期臥床症例に対する輪状軟骨鉗除を併用する声門閉鎖術．喉頭, **20**：5-12, 2008.
7）内田真哉ほか：声門下喉頭閉鎖術による誤嚥治療．耳鼻臨床, **101**：121-126, 2008.
8）Kaplan S：Paralysis of deglutition. a post-poliomyelitis complication treated by section of the cricopharyngeus muscle. *Ann Surg*, **133**：572-573, 1951.
9）Halvorson DJ, et al：Transmucosal cricopharyngeal myotomy with the potassium-titanyl-phosphate laser in the treatment of cricopharyngeal dysmotility. *Ann Otol Rhinol Laryngol*, **103**：173-177, 1994.
10）棚橋汀路：嚥下不能症に対する機能回復手術．名大分院年報, **9**：391-398, 1976.
11）Biller HF, et al：Total glossectomy. A technique of reconstruction eliminating laryngectomy. *Arch Otolaryngol*, **109**：69-73, 1983.

病院と在宅をつなぐ
脳神経内科の
摂食嚥下障害
—病態理解と専門職の視点—

専門職からみた在宅支援のポイント
—視点と Q&A—

III. 専門職からみた在宅支援のポイント―視点とQ&A―

1 神経内科医の視点とQ&A

金藤大三

I 症状の進行について

　筋萎縮性側索硬化症（amyotrophic lateral sclerosis；ALS）は進行性の経過をとり，四肢体幹，呼吸筋，舌顔面などの筋が萎縮していく．しかし個々でみると，若年発症，高齢発症，1～2年の経過で急速に進行，緩徐進行，舌萎縮の強いもの，四肢の萎縮の強いもの，認知症が前面に出るものなど多彩である．大部分は家族歴のない孤発例だが，5％程度に家族歴がある．多くの遺伝子異常が知られているが必ずしも同一の変性プロセスではない．
　これらのことからALSという診断名は単一疾患を指すものではなく，一群の症状，病状に名前をつけられた症候群と考えられている．図1はALSの日常生活活動度の変化を個々の例で経時的にあらわした図であるが，個々の患者の臨床経過の多様性がわかる．

1.「思っていた以上に進行が早かった」が多くの患者の実感

　10年以上の生存例も5～10％あるが，発病して1年以内の死亡例も10％程度ある．つい希望的に「まだまだ」と思いがちだが，対応が後手になってはならない．
　厚生省研究班の死亡例調査では，1985年以後10年間のALS患者死亡例698例のうち，人工呼吸器装着を行わなかった群では発症後の生存期間は平均35.8±31.1か月である．我が国の多施設共同大規模ALS患者コホートであるJaCALSからの報告では，2006～12年までの451例の孤発性ALS患者の発症から死亡または侵襲的人工呼吸器導入までの期間の中央値は48か月となっている．北米からの報告でも，1984～99年診断の患者と1999～2004年診断の患者の生存期間を較べると3.22年から4.32年と，日本と同様に延長がみられている[2]．
　リルゾール（リルテック®），エダラボン（ラジカット®），積極的な栄養療法，非侵襲的換気療法など最近の治療法の進歩により生存期間も延びてきているかもしれないが，重大で困難な決断を次々迫られる患者がもっている時間は余りにも少ない．

2.「まだだろう．えっ．まさか」の嚥下障害

　パーキンソン病（Parkinson's disease；PD）の死因の4割は肺炎，気管支炎，1割が窒息，栄養障害といわれ嚥下障害の関連する死因が5割に及ぶ．しかし疾患重症度と嚥下障害が一致するわけではない．
　神経細胞にαシヌクレインが凝集する形で蓄積しレビー小体を作る疾患の総称としてレビー小体病があり，代表的疾患に黒質ニューロンに蓄積するPDと大脳皮質の広範な神経細胞に蓄積するレビー小体型認知症がある

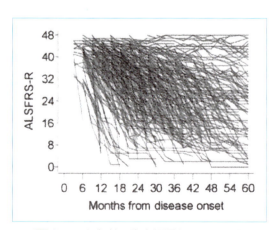

図1　ALS患者の臨床経過（文献1より）
縦軸ALSFRS-Rは日常生活活動度，横軸は発症後の月数を示し，465例のALS患者の発症からの日常生活の活動度の個々の経過をあらわす[1]．

が，isolated dementia や嚥下に重要な舌咽，迷走神経核に蓄積する Lewy body dysphagia[3] という病態もある．詳細は不明であるが PD で嚥下障害のあるものは舌咽，迷走神経核への蓄積が強いという報告もあり，黒質と舌咽，迷走神経核に蓄積する程度差が身体の重症度と嚥下障害の重症度の乖離の原因になっている可能性がある．また，オリゴデンドログリア細胞への α シヌクレインの蓄積を特徴とする多系統萎縮症（multiple system atrophy；MSA）でも同様な乖離が指摘されている．

さて，患者の訴えでは突然に嚥下障害の訴えが顕在化するときがある．嚥下障害があっても，身につけた誤嚥しない方法で食事ができていたが，嚥下障害の進行で破綻し誤嚥，窒息の驚怖を感じてきたときかもしれない．これは緊急事態の可能性があり，すぐに対処する必要がある．ただ，このようなことがないように重症度にかかわらず嚥下評価をするように努めるべきである．

II 栄養について

1．栄養療法としての胃瘻造設の位置づけ

ALS では病初期に急激な体重減少を生じることが知られている．さらに，診断時の BMI が $18.5\ \mathrm{kg/m^2}$ 未満の患者や病前体重の 10% 以上の体重減少を認めた患者は生命予後が悪いと報告され，体重減少と生命予後悪化との関係がいわれている．体重減少の原因は骨格筋の減少，嚥下障害による摂食量不足，呼吸障害による呼吸筋エネルギー消費量の増大に加え，交感神経機能亢進による基礎代謝亢進があるとされるが，詳細はまだ明らかでない．

2009 年アメリカ神経学会の ALS ガイドラインでは「体重を安定化させ可能性として生存期間を延長させるため胃瘻を検討する」とあり，2014 年には胃瘻造設患者を対象とした高カロリー療法が有意に生命予後を改善させたとの報告も出ている．

これまでのように，患者がまず「嚥下障害を自覚する時期」「試行錯誤して誤嚥しない方法を身につける時期」を経て，「誤嚥や窒息の恐怖を感じ」「生きる活力である食事を長く続けたい」と願いつつ「徐々に食事をあきらめて胃瘻を受け入れる」のではなく，より長く生きるためのより積極的な栄養療法として早期に胃瘻造設が踏み切られるようになった．

ただ，胃瘻造設後にどれだけのカロリーを与えるかは，清水俊夫らにより日本人の ALS 患者の進行度に合わせた消費エネルギー量の算定式は求められているものの，生命予後改善のために最適なカロリーがどれだけかは今後の課題である．

III 姿勢について

PD をはじめパーキンソン症候群，進行性核上性麻痺（progressive supranuclear palsy；PSP）などは姿勢制御をする系（脚橋被蓋核：pedunculopontine nucleus；PPN など）が障害される．そのため，体が側方に傾く PISA 症候群，過度な前傾，前屈，PSP での頸部後屈などを生じる．

頸部後屈すると液体は重力で口腔から咽頭に流れやすくなり（咽頭早期流入），後屈のため口腔と咽頭，気管が直線化してくるので気管に流入しやすく，サブスタンス P 低下で咽頭の知覚が低下し嚥下反射が起きにくく，頸部の過緊張で喉頭挙上が制限されているので誤嚥する．過度な前傾前屈は摂食動作がしにくく食べこぼしやすい．食べるとき上を向き

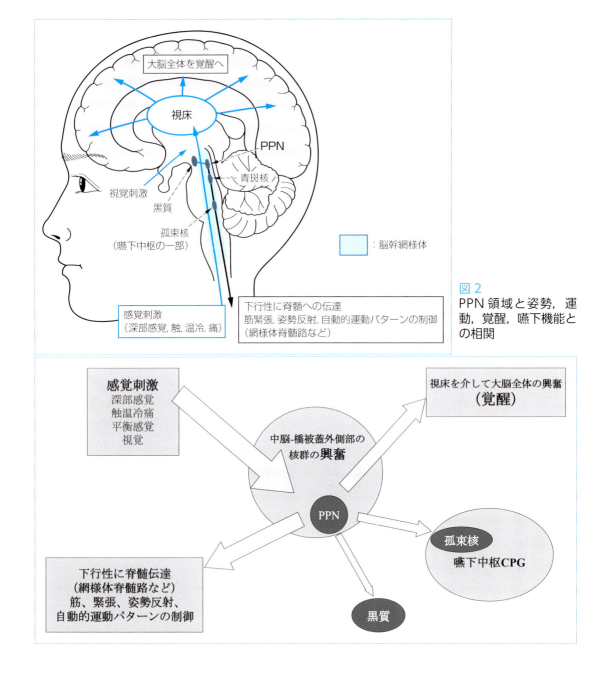

図2
PPN領域と姿勢，運動，覚醒，嚥下機能との相関

頸部が過伸展することで誤嚥しやすくなる．姿勢の崩れは摂食動作のしにくさ，食べこぼし，疲労，集中力低下を起こし誤嚥に結びつく．ベッド臥床時の姿勢を整えずベッド挙上すると，骨盤後傾位になり頸部過伸展の原因になる．ベッドが低すぎると上からの摂食介助になり頸部後屈を誘発し誤嚥しやすい．

不適切な食事姿勢は苦痛，疲労をもたらし食事への集中を妨げ自力での摂食を困難にし，誤嚥のリスクを高める．

1．姿勢と覚醒と嚥下の深い関係

PPNなどの核は姿勢の制御や運動，嚥下にかかわるとともに上行性覚醒系の一部をなし，覚醒，睡眠に大きな働きをしている．PDはこの核群に変性があり，この領域の機能低下が指摘されている[4]．図2は離床などによる刺激がPPN領域を介して姿勢，運動，覚

醒，嚥下機能に及ぼす影響を描いたものである．

　PDの80％に不眠があり，入眠障害，中途覚醒，早朝覚醒がありしばしば日中の過眠，昼夜逆転がある．覚醒度が低下すると摂食動作が止まり，口の中に入れたまま飲み込まなくなり，そればかりか嚥下反射の誘発が悪くなり，咽頭残留から誤嚥のリスクが高まる．

　覚醒度を高くするにはまず離床，抗重力位にして姿勢筋活動刺激を与える．直接脳深部刺激装置でこの領域（PPN領域）を刺激したら，歩行障害だけでなく睡眠，発声，嚥下障害が改善したとの報告がある．姿勢と覚醒，嚥下とは深い関係があるのである．PDの人が臥位から座位にしただけで他の人以上に表情が変化するのは，座位による姿勢刺激がPPN領域に対して脳深部刺激のように働いているからかもしれない．ただ，起立性低血圧を合併しやすいので注意が必要である．

　ドパミン補充はPDの治療の中心であるが，これによって睡眠リズムを乱すときもある．この治療は運動機能と密接に関係するので，覚醒度と天秤にかける手綱さばきが要求される．

　もちろん離床だけでなく生活のリズムを作ることも大変重要である．起床♪，洗面♪，排泄♪，食事♪，口腔ケア♪，リハビリ♪，レクリエーション♪，休憩♪♪♪

　手を使って顔を洗い，手を使って食べ，手を使って歯を磨き，口腔ケアで舌，口腔内を刺激し，会話し，笑い，味を感じ，香りを感じる．五感からの情報を体，脳に感じ取る．

　夜間せん妄も薬剤調整だけでなくこうした環境調整で回復することが多いし，リハビリテーション病棟では，離床と生活のリズムは病棟生活の根幹をなすものである．

Ⅳ　むせと誤嚥

　むせは喉頭，気管に入った異物を感知し咳を誘発する大切な防御反応だが，PDではサブスタンスPが低下し反応が低下する．食物は正常でも嚥下前に咽頭に流れ込む．上咽頭より中咽頭が鋭敏に嚥下反射を生じる．感覚が低下することで反射が遅れ気管内に流入する．気管内に入った食物は通常むせで排出されるが，入ってもむせが生じず誤嚥になるのがPDで起きる不顕性誤嚥である．むせ自体は正常で大切な防御反応で，正常な人にも生じる．しかし食事中に頻回に起きるのは，頻回に喉頭，気管内に食物が誤嚥されていることを意味する．

　嚥下前にむせるのは，食物が咽頭内に嚥下前に流入し，かつ流入しても嚥下反射が起きていないことを意味し，食事姿勢の悪さ，口腔の動きの悪さも咽頭への流れ込みを増やし，むせを助長する．

　嚥下時には喉頭が上がり気管の入り口が塞がれるが，これが不十分で隙間があると気管内に食物が流れ込む．液体のように流れるスピードが早いものは気管の入り口が閉まるまでに気管内に入りやすい．また，嚥下と呼吸とのタイミングが悪いと嚥下時に気管内に食物を吸い込んでむせてしまう．

　嚥下した後にむせるのは，嚥下が終わった後にも咽頭内に食物が残っていて息を吸ったときに一緒に気管内に吸い込んでしまうからだ．口が開いて圧がもれ嚥下時に食物が食道に送り込めなかったとき，咽頭壁に付着しやすかったり，刻み食のようにまとまりの悪い食物のとき，食道の入り口の開きの悪いときに生じやすい．

　むせたときは呼吸が荒くなっていないか，口唇色，顔色が悪くなっていないか，声がが

らがら声になっていないかをみる．声が出なければ窒息の可能性がある．動脈血酸素飽和度を測り，呼吸が落ち着いても 3%以上低下していれば食物が肺内に入ってしまった恐れがあり，吸引など処置が必要である．

以上の問題がなく呼吸が落ち着いている場合，姿勢，食事のやり方を再検討し食事再開も可能である．

1．MSA と誤嚥と突然死

MSA では先行期には上肢の協調運動・測定障害による摂食動作障害，失調による体幹，頸部の不安定性，口腔期には舌，口腔筋の協調運動障害から食塊のコントロールが悪く咀嚼の障害，嚥下前の咽頭内流入を生じやすく嚥下のタイミングのずれによる誤嚥，窒息のリスクが高まる．さらに，声帯麻痺を起こしやすく声帯レベルでの呼吸障害，窒息を生じる．声帯の問題は気管切開で防げるが，呼吸中枢に障害があるため呼吸停止が起きる．呼吸中枢による突然死は気管切開下での人工呼吸器装着で防げる．しかし人工呼吸器管理下であっても，循環中枢の障害による心停止により突然死する．

Q1　薬がうまくのめないときはどうしたらよいですか？

A　PD の進行期では L-DOPA の効果持続時間が短くなり，次の服薬までに薬効が切れてしまったり（wearing-off 現象），薬効が不安定になることがある．Wearing-off 現象には服薬回数を増やしたり持続の長い薬を出したりで対応するが，実は薬が口腔内や咽頭内に付着してうまくのめていないときがある．

口腔内が乾いていたり姿勢が悪いまま服薬すると，口腔内や咽頭内に付着して残りやすい．口腔ケアで口腔内を湿潤にして，適切な頸部前屈位に調整して簡易懸濁（60℃前後の少量のお湯に 10 分程ひたして溶かす）か，つぶした薬に患者に適したトロミを付け服薬する．水だけでは薬は残りやすいし，トロミが濃すぎると粘膜に薬が付着しやすくなる．溶かせない薬はスライスゼリーに錠剤を差し込み丸のみさせる．内服後付着性の少ないゼリーを追加嚥下させ，後は口腔内を見て薬が残っていないことと残留感のないことを確認する．

Q2　患者さんが食べなくなって介助者が途方に暮れたときはどうしたらよいですか？

A　認知症が進んでくると食事を食べなくなることがある．

味覚，嗅覚が低下し味がわからなくなっているかもしれない．亜鉛などの欠乏で味覚障害を起こすときもある．認知症だと訴えも適切にできず，認知症でない人のように体に必要だから我慢してでも食べることもしない．食べることを止め食べ物とも思わない．薬を食事にふりかけると食物の味が悪くなり食事自体をとらないようになる．

摂食中枢の機能も低下しているので空腹感も少ないかもしれないし，食べる行為自体を忘れることもあるかもしれない．自分の手でつかみ食物の香りと味を感じることで食べ物と再認識できるときもある．

原始反射の1つに赤ちゃんがおっぱいを吸うときの吸てつ反射がある．認知症が進むと吸てつ反射が出て，食べさせようとするとおっぱいを吸うように口唇がとがって緊張し開口できなくなる．歯を食いしばり舌で食物を咽頭に送り込めない．口腔内に食塊がたまり飲み込めない．ロジスキネジーはPDでよく出る．舌で食べ物を押し出すが食事を嫌がっていると誤解してはならない．舌で押し出されないように舌の奥に食べ物を入れるようにする．嚥下失行，口腔顔面失行で舌の動きが悪くなるときもある．妄想も起きやすく被毒妄想で食べなくなるときもある．

　食べないときでも分析的にみていけば対策が立つこともある．食べなくなったら即，胃瘻，または看取りではない．

＜胃瘻を味方にしよう＞

　経口摂取はできても次第に体に必要な水分，栄養分がとれない，時間がかかり介助負担が大変になってくるとき，胃瘻が役に立つ．口から好きなものを食べ，水分栄養は胃瘻から入れることで介助負担を軽くし，さらに経口摂取ができる期間を延長し栄養状態を維持できる．口腔ケアをして少量でも経口摂取することで肺炎の予防もできQOLも維持できる．在宅医療に適している．

　認知症患者の胃瘻造設には議論があるが，要は「造設後にどう使うか，ケアをどうするか」であろう．介助する手間が省けるため造設し流れ作業のように注入し経口摂取も止め口腔ケアも不十分なら，生存期間もQOLも維持できず苦痛の時間を長らえるだけになる．

　認知症患者の胃瘻造設は終末期医療をどうするかの問題である．胃瘻は他の人工栄養手技に対し明らかに優れた手技のため，胃瘻造設しないことは積極的な治療の中止を意味する．このとき，「本当に終末期か」「本人にとって治療の無益性は確実か」が問題になる．終末期の判断も曖昧なところもあり下しにくいものではあるが，認知症だからといってQOL維持に必要な治療まで中止させられることはない．終末期で自ら意志決定できない人に対する判断は，適切な代理判断者（家族など）が本人の希望，価値観に配慮して判断することになる．本人の判断能力が低下しているので，「体に穴を空けてチューブを…」などと感情に直接訴える問い方で返事を誘導しても患者の意思とはいえない．治療の中止の判断は患者の生きる権利を奪ったことにもなりかねず，最後まで家族の迷いとなり患者の死に際しても死の悲しみに加えてさらに苦しめる．もし遺族の一部から責められでもしたら大変な心的葛藤を生じる．明確なルールはまだない．

文　献

1) Watanabe H, et al：A rapid functional decline type of amyotrophic lateral sclerosis is linked to low expression of TTN. *J Neurol Neurosurg Psychiatry*, **87**：851-858, 2016.
2) Czaplinski A, et al：Slower disease progression and prolonged survival in contemporary patients with amyotrophic lateral sclerosis：is the natural history of amyotrophic lateral sclerosis changing? *Arch Neurol*, **63**(8)：1139-1143, 2006.
3) Kövari E, et al：Lewy body dysphagia. *Acta Neuropathol*, **114**(3)：295-298, 2007.
4) 高草木　薫：脚橋被蓋核（PPN）の機能とパーキンソン病．神経内科, **80**(5)：527-535, 2014.
5) 小山珠美編：口から食べる幸せをサポートする包括的スキル　KTバランスチャートの活用と支援．第2版．医学書院, 2017.

III. 専門職からみた在宅支援のポイント―視点とQ&A―

2 リハビリテーション医の視点とQ&A

西口真意子

I 在宅での摂食嚥下障害の患者へのかかわり方

　リハビリテーションとは，原因の如何にかかわらずそれに生じた障害に対して治療を行っていく医療である．それは単に訓練だけでなく，一般社会のなかでできるだけ自立した生活を送れるよう様々な資源を活用しサポートしていく．

　在宅における摂食嚥下障害患者に対して，
- できるだけ誤嚥を防ぐ
- 良好な栄養状態を保つ
- 安全に食べることができる
- 食べる楽しみをもてる

以上を支援していく．

　神経内科疾患の患者は，嚥下障害だけでなく，全身の機能低下によって活動が制約されている場合が多いので，食の楽しみというのはQOL（quality of life）の向上につながるため何より重要である．

　そのためには多くの専門職のかかわりが必要であり，さらに家族（介護者）やヘルパーの協力も不可欠である（図1）．

　医師はまとめ役として各職種と連携し情報を共有するようにしていく．

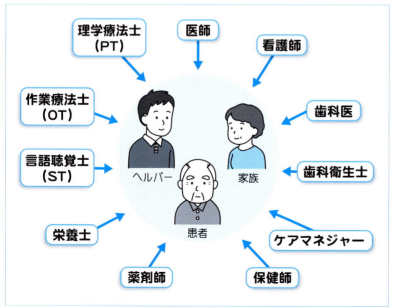

図1 嚥下にかかわるリハビリテーションチーム

表1 在宅で行えるスクリーニングテスト

- 改訂水飲みテスト(modified water swallowing test；MWST)
- 反復唾液嚥下テスト(repetitive saliva swallowing test；RSST)
- フードテスト(food test；FT)
- 頸部聴診法(cervical auscultation)

表2 質問票

種類	対象・目的
聖隷式嚥下質問紙	全般的な嚥下障害
EAT-10	全般的な嚥下障害
SDQ-J	パーキンソン病患者の嚥下障害
SWAL-QOL	嚥下障害患者のQOL評価

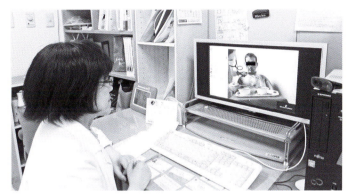

図2 テレビ電話を使った遠隔医療

II 在宅での摂食嚥下障害の対処

　神経内科疾患の摂食嚥下障害では経時的に嚥下機能が変動，悪化することが多いため，定期的な評価が必要である．

　口腔の観察，栄養評価，食事場面の観察，臨床症状より摂食嚥下障害の悪化が疑われた場合は，スクリーニングテスト，さらには嚥下造影(videofluoroscopy；VF)や嚥下内視鏡(videoendoscopy；VE)で精査を進めていく．

　スクリーニングテストは，嚥下にかかわるどの職種でも簡便に実施できるため在宅においては有用である．なかでも質問票は家族でも簡単に行うことができる(表1，2)．

　VEやVFを実施するにあたっては，検査のできる病院との連携をしていくことも必要である．

III 在宅医療における新たな試み

　在宅患者の摂食状況やADLを確認する方法として，遠隔医療(ICT(information communication and technology)によるテレビ電話など)が注目されている．もともと僻地や離島の医師不足の解消法として活用が見出されたが，近年では在宅での慢性期疾患の患者や病状安定患者への支援として遠隔医療の活用も提言されている(図2)．

Q1 治療方針，ゴール設定にはどのようなことを考慮すべきでしょうか？

A ゴール設定では各疾患の特徴と予後，嚥下障害の病態を理解し，各専門職の評価（機能評価，能力評価），さらには患者背景（年齢，性格，家庭環境，介護力，利用できるサービスなど），生命予後，使用薬剤などを考慮しゴール設定をする．また神経内科疾患の患者は，日常生活を送るのに様々な制約があるため，食べることを生きがいとしている患者も多い．経口摂取のリスクや予後，患者・家族のニーズを踏まえ治療方針を検討していく．

Q2 患者さんに適した栄養方法はどう決めるのでしょうか？

A 神経内科疾患の摂食嚥下障害では，疾患によって機能予後は異なる．脳卒中はある時期がくれば症状が固定するが，神経筋疾患では病状が進行し，経時的に嚥下機能が悪化することが多いので，定期的に評価しそのときの状態に応じて適切なリハビリテーション，栄養摂取方法，食形態を検討する．経口摂取が難しい場合は経管栄養や点滴などの栄養摂取の代替手段や，嚥下機能改善術や誤嚥防止術など外科的治療も検討する．なお脳卒中でも，廃用症候群や肺炎の合併，加齢などにより嚥下障害が悪化する場合もあるので，自宅での摂食状況をよく確認する．

Q3 摂食嚥下障害に対するリハビリテーションスタッフの役割を教えてください．

A 「食べる」ということは，口腔や咽喉頭の機能だけではない．神経内科疾患の患者では様々な全身の機能低下もみられる．上肢の麻痺や筋力低下によって摂食動作がうまくできない，四肢体幹機能の低下のため座位が安定しない，姿勢保持が困難である，体力・持久力が乏しい，認知機能の低下など様々な要素がかかわってくる．リハビリテーションのなかで摂食嚥下訓練をメインで行うのは言語聴覚士（ST）であるが，理学療法士（PT），作業療法士（OT）の介入も必要になってくる（表3）．

表3 リハビリテーションスタッフの役割

PT：姿勢保持，筋力・持久力の向上，排痰，呼吸訓練
OT：上肢機能評価，認知評価，摂食動作の確認・訓練（自助具，食具調整も含む），環境調整
ST：口腔ケア，基本訓練（間接訓練），摂食訓練（直接訓練），構音訓練，高次脳機能評価・訓練

Q4 在宅で誤嚥を見つけるために注意すべき所見を教えてください．

A 摂食時に誤嚥を評価するのは非常に困難である．むせは嚥下障害の所見としてよく知られているが，むせのない誤嚥もあるため注意が必要である（表4）．

表4 誤嚥を疑う所見

- むせる
- 痰：量が増えた，汚い
- 声の変化：湿性嗄声など
- 食事時間が長い
- やせ，体重変化
- 咳が出る
- 咽頭の違和感や残留感
- 食欲低下，食事中の疲労感
- 食事内容，好みの変化
- 繰り返す肺炎

Q5 在宅患者の摂食嚥下訓練のポイントを教えてください．

A 病院での外来リハビリテーションや施設での通所リハビリテーション，自宅での訪問リハビリテーション時に行う訓練は，限られた時間で行っているため，普段から嚥下機能の維持・向上に努めるためには，自主訓練が非常に重要である．

どういう目的で訓練を行うかを患者・家族（介護者）によく説明し，継続して行ってもらうことが重要である．ポイントは簡便で苦にならず（楽しく）行えることである．一度にたくさんの自主訓練を指導すると訓練内容を忘れてしまったり，億劫になって訓練をやらない場合もあるので，そのときの状態に応じて本当に必要な訓練を1～2個程度に絞って指導するよう心掛ける（表5）．

表5 自宅でできる嚥下訓練

- 嚥下体操：全身や嚥下筋のリラクセーション，覚醒の促し
- 発声訓練：嚥下筋への刺激，気道・消化管全体の機能の活性化
- 口腔ケア：口腔内の衛生を保つ，嚥下性肺炎の予防
- 氷なめ訓練：冷刺激によって嚥下反射を誘発させる
- ブローイング訓練：水分，食物が鼻腔逆流する患者が対象．鼻咽腔閉鎖にかかわる神経・筋群の活性化

文 献

1) 藤島一郎ほか：嚥下障害に対する新たなアプローチ．Jpn J Rehabil Med，**54**(9)：648-697，2017．
2) 井口はるひほか：神経筋疾患における嚥下障害と摂食嚥下リハビリテーションの実際．Jpn J Rehabil Med，**53**：544-549，2016．
3) 片山泰明ほか：標準的神経治療 神経疾患に伴う嚥下障害神経治療．神経治療，**31**(4)：437-470，2014．
4) 日本摂食嚥下リハビリテーション学会医療検討委員会：訓練法のまとめ（2014版）．日摂食嚥下リハ会誌，**18**(1)：55-89，2014．
5) 藤島一郎編，聖隷嚥下チーム著：嚥下障害ポケットマニュアル．第3版．医歯薬出版，2011．

III. 専門職からみた在宅支援のポイント―視点とQ＆A―

3 耳鼻咽喉科医の視点とQ＆A

藤本保志

I　耳鼻咽喉科の役割

　嚥下障害患者の介護・支援において多職種協同が強調される．職種間で役割は重なるが，耳鼻咽喉科は，①咽喉頭領域の病態把握，②気道管理，③手術（II-12「誤嚥防止術・嚥下機能改善術」(p.84〜89)参照）について専門性をもつ．手術や工夫で改善可能な病態を見逃さないことが求められる．本稿では気道管理における工夫と安全について述べる．

II　情報共有の重要性

　重症例や難治例では気管切開を維持・管理する必要が生ずるが，気管切開への不安が介護施設や在宅への移行の障壁となる．主治医，リハビリテーション医，在宅医，看護スタッフ，介護スタッフが気管切開に関する情報を共有することが不安を軽減し，安全性を高める．

III　気管切開の目的，適応

　まず確認すべきことは，気管切開されるに至った原因と経過である．

1．上気道狭窄

　喉頭浮腫や咽喉頭の腫瘍，喉頭麻痺など，狭窄の原因と現状を確認する．狭窄が解消すればカニューレは抜去できる．

2．痰の吸引，排出

　痰の喀出力が弱く，吸引処置を頻繁に要する場合も適応となり得る．嚥下障害患者では気管切開の多くがこの病態を含む．気管切開は重度の誤嚥や嚥下性肺炎に対する下気道管理の手段として有用である．

3．長期呼吸管理

　長期の気管挿管（経口/経鼻）に比べれば，気管切開はずっと患者の負担が軽く，また，安全である．呼吸管理中の唾液などの誤嚥リスクも軽減する．下気道の喀痰吸引も効率よく行える．呼吸・循環動態が安定後に抜去を目指すが，廃用による嚥下機能低下に留意する．

IV　気管切開管理の問題点

1．発声が不能となり，鼻呼吸，嗅覚を失う

　呼気が声門を通過しないため発声はできない．吸気が鼻腔を通過しないために嗅覚を失い，鼻のもつ防塵，加湿の機能を失う．吸気の加湿や加温が必要となり，人工鼻などフィ

ルターの使用が推奨される．

2．感　染
　異物であるカニューレ周囲の感染が問題となる．適切な保清，交換を要する．

3．誤嚥防止は不十分
　カニューレに付属するカフは上気道と下気道を遮断する目的で用いる．人工呼吸（陽圧換気）時にはカフによって下気道を閉鎖する．したがってある程度の唾液や分泌物の下気道への流入（誤嚥）を防ぐ効果も期待される．しかし，カフ圧の上限は 25～30 mmHg であり，咳嗽時などはカフ周囲からカフ上の貯留物は下気道に入る．カフ圧を必要以上に上げると，カフが接する部分で気管血流が阻害され，気管粘膜壊死，気管食道瘻や気管腕頭動脈瘻など致死的な合併症をまねくおそれがある．

4．嚥下機能を低下させる
　声門下圧の低下，喉頭挙上制限を助長，喉頭感覚閾値の上昇，気道防御反射低下，カフによる頸部食道の圧迫などが嚥下機能を低下させる[1]．

V 医療安全の観点から

1．気管切開カニューレの構造を知ろう
　Q＆Aに示すようにいくつかのタイプがあり，病態に応じた役割をもつ．
　複管・発声可能なタイプでは気管孔を何らかの方法（用手的に，あるいはスピーチバルブなど専用の器具）で閉鎖すると発声でき，嚥下訓練において有用である．一見，同じ形状でも外筒に穴のないものがあり，これにスピーチバルブを装着すると窒息する．
　人工鼻と一方弁（スピーチバルブ）の誤用による窒息も報告されている．人工鼻は気管切開中の鼻呼吸機能低下に対応して，吸気を加湿・加温し，また，防塵も期待して使用するものである．吸気も呼気も通過する構造となっている．一方弁（スピーチバルブ）は吸気は通過するが呼気は通過させない構造を有する．発声用側孔を有したカニューレにのみ装着するものであるが，形状が類似しているために人工鼻と思い込んで一方弁（スピーチバルブ）を装着した事例が報告されている．誤接続リスクのある製品については添付文書の禁忌・禁止欄に記載されているので確認が必要である[2]．誤接続防止対策製品として，誤って一方弁（スピーチバルブ）が装着できないように整備された製品が使用可能であるので推奨される．
　気管切開カニューレ交換後に通常はスタイレットを抜去するが，スタイレットが挿入されたままにしたために窒息した事故も報告されている[3]．
　酸素吸入を要するとき，気管切開用の吸入マスクを使用することが推奨される一方で，マスクの一部分が気管孔と密着することで窒息する事例も報告されている．

2．永久気管孔との違い
　誤嚥防止術後の永久気管孔閉塞による窒息事故も報告されている[4]．患者，患者家族も含めた情報共有と教育が事故予防となる．

Q1 気管切開カニューレにはどんな種類のものがありますか？

A 気管切開カニューレにはカフの有無，カフ上吸引チューブの有無，単管か複管か，側孔の有無にバリエーションがみられる．そして，発声用カニューレに一方弁や閉鎖用キャップを装着できるタイプもある．代表的な3種を比較する．

A．単管，カフ付き，吸引チューブ付き（図1）

単純な構造で安全である．人工呼吸器装着時，気管切開直後などに標準的に用いられる．カフによって下気道と上気道がブロックされる．

管の内部の汚染（痰や分泌物，血液など）により，内腔が閉塞することがあり，短期間で交換が必要となる．

B．複管，カフなし，外筒に発声用側孔あり（図2）

複管となっているので内筒だけを安全に取り外して洗浄することができるため，痰などによる閉塞を解消しやすい．カフなしであるので人工呼吸器は装着できない．

単純な構造で軽いため嚥下運動への負担が軽くなる．これに類似して一方弁がはじめからついているタイプもある．

C．複管，カフ付き，吸引チューブ付き，外筒に発声用の側孔あり（図3，4）

AとBの折衷型といえる．複管の利点はBと同様である．ただし，内筒と外筒とのロックがかかる構造にはなっているが，ロックが甘いと自然に抜ける可能性があり，人工呼吸管理中には推奨されない．

呼吸が安定した後には有用である．外筒に発声用側孔があるタイプであれば，内筒を外すと入口部にキャップを装着して一時的な閉鎖を試すことができる．一方弁の装着によって吸気は気管孔から必要な時期（上気道狭窄が残存している時期など）でも発声できる．

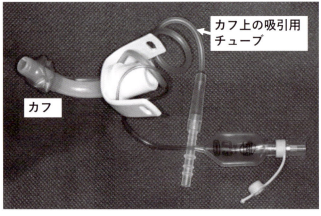

図1 カフ付きの単管タイプ

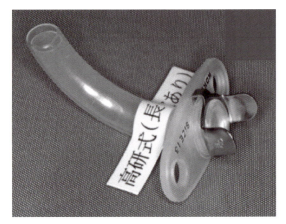

図2 カフなしの複管タイプ

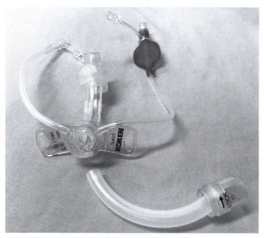

図3 カフ付き，複管，発声用側孔を有するタイプ

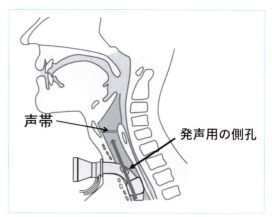

図4 発声用側孔タイプの概念図
発声用側孔を通過した呼気が声帯を振動させて発声する．
図に示す側孔のないタイプのカニューレを使用しているときには発声を試みてはいけない．

Q2 気管切開をしている間は嚥下訓練できないのでしょうか？

A 気管切開中であっても嚥下は可能である．むしろ廃用を助長することなく早期からの嚥下訓練が期待される．

気管切開の嚥下機能への影響を考慮して，できるだけ嚥下しやすい条件を整える．気管切開の欠点を段階的に解消することで（安全性を担保しながら）嚥下訓練を進め，気管切開カニューレ抜去を目指す．

1．カフの脱気

陽圧換気（人工呼吸）が不要となり，痰の喀出を自力でできるようになったらカフの脱気を試みることができる．カフの脱気ができると頸部食道の圧迫が解消される．

ある程度，痰の喀出力が回復していれば，カフによる誤嚥防止機能の不十分さよりも嚥下機能への負荷軽減を優先したほうが早く嚥下機能を回復させられる．

2．一方弁の使用

カニューレの外筒に呼吸用の穴があるタイプのものでは，一方弁使用により発声可能となるほか，嚥下機能を改善させることが期待できる．嚥下時の声門下圧の維持ができるようになり，嚥下時の呼吸パターンの回復など，気管切開の弊害を緩和することができる．代償的嚥下法の1つである息こらえ嚥下が可能となる．カフを入れたままでも一方弁を使うなどすれば発声可能なカニューレもある（図4）．

文献

1) 日本耳鼻咽喉科学会編：嚥下障害診療ガイドライン2018年版．第3版，金原出版，2018．
2) 医薬品医療機器総合機構：気管切開チューブへのスピーチバルブ等の誤接続の注意について．医療安全情報No.3，2008年1月．
3) 医薬品医療機器総合機構：気管切開チューブの取扱い時の注意について．医療安全情報No35，2012年10月．
4) 日本医療機能評価機構：永久気管孔へのフィルムドレッシング材の貼付．医療安全情報No.123，2017年2月．

Ⅲ．専門職からみた在宅支援のポイント─視点とＱ＆Ａ─

4　在宅医の視点とＱ＆Ａ

原　秀憲

　神経内科疾患に摂食嚥下障害が合併することは，よく知られた事実である．そして，これから生ずる誤嚥性肺炎や低栄養といった病理学的諸問題も，また然りである．一方，在宅療養とは，患者，家族と在宅療養を支えるスタッフで織りなす生活を舞台とした物語である．この生活という視点からすると，「栄養」とは「食」である．これは，「衣・食・住」の一角をなす生活の重要な要素であることは勿論，療養生活における「癒し」でもある．したがって，在宅患者の quality of life（QOL）を維持向上させるうえで欠かすことのできないものであることは言うまでもない．

　本稿では在宅医からみた視点で，在宅療養における摂食嚥下ケアの実際について考えてみたい．

Q1　在宅療養において摂食嚥下障害が引き起こす問題を教えてください．

　A　「誤嚥性肺炎」「脱水症・低栄養」「QOLの低下」が挙げられる[1]．在宅診療の肝は，誤嚥性肺炎と脱水症をいかに防ぐかに尽きると言っても過言ではない．これらが嚥下障害によって生ずることは想像に難くないであろう．しかしながら，先にも述べた通り，食べることは生活における楽しみであり，癒しでもある．例え人工栄養を選択せざるを得なくなったとしても，経口栄養か経管栄養かといった all or none の選択を安易に迫るべきではない．個々の症例において予後や経口摂取のリスクを踏まえながら，患者やその家族とともに方針について話し合い，QOL の観点から楽しみ程度でも口から食べられる可能性を模索しなくてはならない．摂食嚥下障害対策のゴールはよりよい栄養管理と食の楽しみを実現させることである．

Q2　そもそも，食欲が出る美味しい食事が提供されているでしょうか？

　A　入院中は摂食嚥下障害ありと判断されていた患者が，退院後，自宅で自分の好みの食べ物を嚥下障害など感じさせることなくしっかりと食べておられる姿を少なからず散見する．当然のことながら，食事において食欲は重要な要素であることを改めて痛感させられる光景である．

　糖尿病，高血圧症に代表される生活習慣病に関して食事療法が重要であることは言うま

でもない．しかし，近年，高齢者に関しては各疾患におけるコントロール目標が緩和されてきているし，食事量自体が低下している状態にあっては糖質や塩分，脂質の絶対的摂取量も少なくなるわけである．したがって，まずは「食べたい」と思える食事を試すのもよいのではないだろうか．

Q3 在宅で嚥下障害をスクリーニングする方法を教えてください．

A 最も基本的な観察点として，構音の明瞭度や口腔内の状態の評価を行う．そして，詳細は割愛するが，大熊らによる質問紙法（図1）[2]やEAT-10（図2）[3]を用いた問診に加えて，反復唾液嚥下テスト（repetitive saliva swallowing test；RSST）（表1）[4]や改訂水飲みテスト（modified water swallowing test；MWST）（表2）といったものが，在宅で比較的簡便かつ安全に行えるスクリーニング法といえる．

摂食・嚥下障害の質問紙

氏名＿＿＿＿＿＿＿＿＿＿＿＿＿＿＿　　　　　　　年齢　　歳　男・女

あなたの嚥下（食べ物の飲み込み，食べ物を口から運んで胃まで運ぶこと）について，いくつかの質問をいたします．この2，3年の嚥下の状態についてお答え下さい．いずれも大切な症状ですので，よく読んで，A，B，Cのいずれかに〇を付けてください．

1. 肺炎と診断されたことがありますか？　　　　　　　　A. 繰り返す　B. 一度だけ　C. なし
2. やせてきましたか？　　　　　　　　　　　　　　　　A. 明らかに　B. わずかに　C. なし
3. 物が飲みにくいと感じることがありますか？　　　　　A. しばしば　B. ときどき　C. なし
4. 食事中にむせることがありますか？　　　　　　　　　A. しばしば　B. ときどき　C. なし
5. お茶を飲むときにむせることがありますか？　　　　　A. しばしば　B. ときどき　C. なし
6. 食事中や食後，それ以外の時にのどがゴロゴロ（痰が絡んだ感じ）することがありますか？　　　　　　　　A. しばしば　B. ときどき　C. なし
7. のどに食べ物が残る感じがすることがありますか？　　A. しばしば　B. ときどき　C. なし
8. 食べるのが遅くなりましたか？　　　　　　　　　　　A. たいへん　B. わずかに　C. なし
9. 硬いものが食べにくくなりましたか？　　　　　　　　A. たいへん　B. わずかに　C. なし
10. 口から食べ物がこぼれることがありますか？　　　　 A. しばしば　B. ときどき　C. なし
11. 口の中に食べ物が残ることがありますか？　　　　　 A. しばしば　B. ときどき　C. なし
12. 食物や酸っぱい液が胃からのどに戻ってくることはありますか？　A. しばしば　B. ときどき　C. なし
13. 胸に食べ物が残ったり，つまった感じがすることがありますか？　A. しばしば　B. ときどき　C. なし
14. 夜，咳で寝られなかったり目覚めることがありますか？　A. しばしば　B. ときどき　C. なし
15. 声がかすれてきましたか？（がらがら声，かすれ声など）　A. たいへん　B. わずかに　C. なし

図1　大熊らによる聖隷式嚥下質問紙（文献2より）
1項目でもAを選択した場合を嚥下障害の疑いありと判定

EAT-10（イート・テン）
嚥下スクリーニングツール

Nestlé NutritionInstitute

氏名:　　　　　性別:　　　　年齢:　　　　日付:　　　年　　月　　日

目的

EAT-10は、嚥下の機能を測るためのものです。
気になる症状や治療についてはかかりつけ医にご相談ください。

A. 指示

各質問で、あてはまる点数を四角の中に記入してください。
問い:以下の問題について、あなたはどの程度経験されていますか？

質問1:飲み込みの問題が原因で、体重が減少した
0＝問題なし
1
2
3
4＝ひどく問題

質問2:飲み込みの問題が外食に行くための障害になっている
0＝問題なし
1
2
3
4＝ひどく問題

質問3:液体を飲み込む時に、余分な努力が必要だ
0＝問題なし
1
2
3
4＝ひどく問題

質問4:固形物を飲み込む時に、余分な努力が必要だ
0＝問題なし
1
2
3
4＝ひどく問題

質問5:錠剤を飲み込む時に、余分な努力が必要だ
0＝問題なし
1
2
3
4＝ひどく問題

質問6:飲み込むことが苦痛だ
0＝問題なし
1
2
3
4＝ひどく問題

質問7:食べる喜びが飲み込みによって影響を受けている
0＝問題なし
1
2
3
4＝ひどく問題

質問8:飲み込む時に食べ物がのどに引っかかる
0＝問題なし
1
2
3
4＝ひどく問題

質問9:食べる時に咳が出る
0＝問題なし
1
2
3
4＝ひどく問題

質問10:飲み込むことはストレスが多い
0＝問題なし
1
2
3
4＝ひどく問題

B. 採点

上記の点数を足して、合計点数を四角の中に記入してください。　　合計点数（最大40点）

C. 次にすべきこと

EAT-10の合計点数が3点以上の場合、嚥下の効率や安全性について専門医に相談することをお勧めします。

図2　EAT-10日本語版（文献3より）
3点以上を嚥下障害の疑いありと判定

表1　反復唾液嚥下テスト(RSST)の実際(文献4より)

- 方法：嚥下反射を喉頭挙上の触知で評価する．
    1. 被検者を座位にする．
    2. 検者の指を被検者の喉頭にあてる．
    3. 被検者に30秒間唾液を反復嚥下させ，喉頭挙上回数を数える．
- 評価：3回以上を正常とする．

Ⅰ-2「嚥下機能検査」(p.5〜9)参照

表2　改訂水飲みテスト(MWST)

- 方法：少量の冷水を飲ませて嚥下と呼吸の変化をみる．
    1. 被検者を座位にする．
    2. 3 ml飲ませ，嚥下と呼吸を観察する．
- 評価：下表に従って評価し，4点以上の場合は2回繰り返し，悪い方の点数を評点とする．

点数	所見
1点	嚥下なし，むせる and/or 呼吸切迫
2点	嚥下あり，呼吸切迫
3点	嚥下あり，呼吸良好，むせる and/or 湿性嗄声
4点	嚥下あり，呼吸良好，むせなし
5点	4に加え，反復嚥下が30秒間に2回可能

Q4　嚥下障害を助長する薬剤を教えてください．

A　向精神薬のなかには薬剤性嚥下障害の原因として注意すべき薬剤であると報告[5]されているものがある．高齢者にみられる認知症性疾患においては，不穏，せん妄，抑うつ，不眠といった精神症状を併発することが多く，これらに対して向精神薬が処方されていることがよく見受けられる．なかでもリスペリドン(リスパダール®など)，ハロペリドール(セレネース®)，チアプリド塩酸塩(グラマリール®)，アルプラゾラム(コンスタン®など)，ジアゼパム(セルシン®など)といった向精神薬は処方される機会が多く，前医での処方を継続してしまいがちである．嚥下障害を疑った際にはこれらの服薬歴の有無と継続の必要性について検討を要する．

Q5　在宅での摂食嚥下リハビリテーションチームの作り方を教えてください．

A　在宅での摂食嚥下リハビリテーションを支える職種は多岐にわたる．在宅主治医と病院主治医がリーダーとなり，歯科医師，看護師，歯科衛生士，言語聴覚士，理学療法士，作業療法士，介護福祉士，管理栄養士，薬剤師，ケアマネジャーなどが一体となってこれにあたる．これら医療・介護資源の情報については，それぞれの地域における基幹病院の地域連携担当部門，在宅医療介護連携支援センター，地域包括支援センターや保健所の難病対策部門といったところに情報が集約されていることが多く，これを活用するとよい．この多職種連携のチーム作りのきっかけとしては，退院時カンファレンスの開催が有用である．

患者および家族は退院に際し，退院後も入院中と同様のサポートが得られるか不安を抱えるものであり，これが在宅療養への移行に関する阻害要因となることも多い．そこで退院前から入院医療機関および在宅療養を支えるスタッフが一堂に会し，シームレスな連携を患者および家族にアピールすることが大切である．また，このような退院支援については，診療報酬および介護報酬のそれぞれにおいて算定することができ(表3, 4)，医療・介護経営上の利点も大きい．

表3 退院時カンファレンスに係る主な報酬①

算定主体	名称	報酬	算定要件等
在宅医療機関	退院時共同指導料1	医科 1,500点	在宅医療機関の医師，看護師等，薬剤師，管理栄養士，理学療法士，作業療法士，言語聴覚士，社会福祉士のいずれか
		歯科 900点	在宅療養支援歯科診療所1または2の歯科医師あるいは歯科衛生士が入院先に赴いて指導
		500点	上記以外の歯科診療所の歯科医師あるいは歯科衛生士が入院先に赴いて指導
入院医療機関	退院時共同指導料2	400点	入院医療機関の医師，看護師等，薬剤師，管理栄養士，理学療法士，作業療法士，言語聴覚士，社会福祉士のいずれか
	医師加算	300点	入院医療機関の医師が在宅医療機関の医師と共同指導した場合
	多機関共同指導加算	2,000点	入院側の医師・看護師等が，在宅医療機関の医師・看護師等，訪問看護ステーション（看護師，保健師のみ），在宅歯科医（歯科衛生士も可），保険薬局の薬剤師，介護支援専門員のいずれか3者以上と共同指導した場合

表4 退院時カンファレンスに係る主な報酬②

算定主体	名称	報酬	算定要件等
訪問看護ステーション	退院時共同指導加算	医療保険 8,000円 介護保険 600単位	訪問看護ステーションの保健師・看護師が入院先の主治医と共同で指導
保険薬局	退院時共同指導料	医療保険 600点	訪問薬剤管理指導を担う薬局の薬剤師が入院先医療機関の医師や看護師等と共同で指導
居宅介護支援事業所	退院・退所加算	介護保険 600単位	入院先の主治医等との会議に参加した上でケアプランを作成する

Q6 退院後の多職種間の連携はどのように取っていけばよいでしょうか？

A 普段から多職種間で顔のみえる関係を構築することが望ましいのは言うまでもない．しかし，多忙な日常臨床において，会って話す機会を設けることが難しいのも実情である．そこで，電話やFAX，メールを用いて多職種間での情報共有をはかるのであるが，最近は，各種SNSやFaceTime®，Skype®に代表されるビデオ通話ツールも利用されている．特に平成30年度診療報酬改定ではオンライン診療が認められ，また，同介護報酬改定ではデイケアでのリハビリテーション会議にテレビ電話での参加が認められた．今後，このような通信手段がより一層普及すると予想される．ただし，これらいずれの通信手段においても患者情報が漏洩するようなことがないように十分な注意が必要であることは言うまでもない．

文 献

1) 野﨑園子：摂食嚥下障害の基礎知識．野﨑園子ほか編．DVD で学ぶ神経内科の摂食嚥下障害．1-7，医歯薬出版，2014．
2) 大熊るりほか：摂食・嚥下障害スクリーニングのための質問紙の開発．日摂食嚥下リハ会誌，**6**：3-8，2002．
3) 若林秀隆ほか：摂食・嚥下障害スクリーニング質問紙票 EAT-10 の日本語版作成と信頼性・妥当性の検証．静脈経腸栄養，**29**：871-876，2014
4) 小口和代ほか：機能的嚥下障害スクリーニングテスト「反復唾液嚥下テスト」(the Repetitive Saliva Swallowing Test：RSST)の検討(1)正常値の検討．*Jpn J Rehabil Med*，**37**：375-382，2000．
5) 野﨑園子：薬剤と嚥下障害．静脈経腸栄養，**31**(2)：699-704：2016．

III. 専門職からみた在宅支援のポイント—視点とQ&A—

5 歯科医師の視点とQ&A

吉川峰加

I 口腔ケアの大切さ

　人間が人間らしく生きるうえで，口が果たす役割は計り知れない．口の機能を維持・回復することはその人の生活の質(QOL)に大きな影響を及ぼす．この大切な口を日々整え，口のみならず心身の健康を支えることが，口腔ケアの目的であり基本的な理念である[1]．

　口の機能は補食，咀嚼，嚥下，構音，審美性，唾液分泌など様々であるが，なかでも栄養摂取につながる補食，咀嚼，嚥下の機能(摂食嚥下機能)が低下してくる患者では，口腔内を清潔に保つことが非常に重要な意味をもつようになる．

　元気なころには問題なく行えていた「歯磨き」や「うがい」なども難しくなってくる．例えば，手指の筋力低下や動きの鈍化により，歯ブラシで細かい動きができない，歯ブラシ自体を持てないといった状態になる．義歯を装着している者でも，自分でうまく装着したり外したりできなくなってくる．うがいに関しても，コップの水を口へ入れることや口の中で水を含ませること，ぶくぶくと口の中で水を動かすこと，ガラガラとのどのほうへ水を移動させること，気管から空気を送り出すこと，吐き出すことなど様々な過程が難しくなる．

　そのような場合は歯ブラシの柄を持ちやすくしたり，口腔清掃用ウエットティッシュやスポンジブラシを使用するようになる．

II 誤嚥性肺炎と口腔清掃

　特に，摂食嚥下障害を有する神経筋疾患患者にとって，口腔内を清潔に保つことは大切である．死亡原因の上位を占める肺炎の多くが，口腔内細菌を誤嚥することによって惹起されるからである．過去の報告では[2]，自分でなかなか口腔清掃ができなくなった要介護高齢者に対する調査で，従来通りの口腔清掃にとどめた対照群では，通常の口腔清掃に加えて，週に一度歯科医療従事者による専門的・機械的口腔清掃を実施した群と比べて，有意に多く肺炎を発症していた．

　患者本人では徐々に清掃が難しくなり，周囲の者に口腔清掃を手助けしてもらうようになる(図1)．口腔清掃がおろそかになると，歯垢(プラーク)による口の中のざらつきや口臭が現れる．またプラークに加えて，痰が歯面，舌，口蓋などへこびりつき，細菌数はさらに増加する．口とのどはつながっているので，口が不潔になると，細菌数も増加することから，歯や義歯そのものが細菌の温床となる．

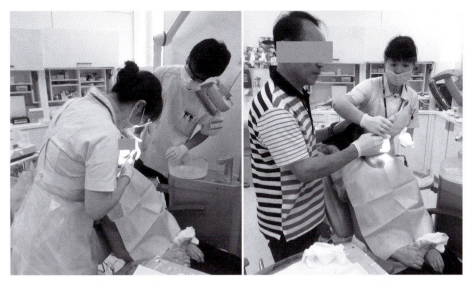

a. 鏡で本人に確認　　　　　　　　　b. 家族へ指導

図1　鏡を見せて患者に口腔ケアについて説明（a）のうえ，ケアを補助する方への指導（b）を実施

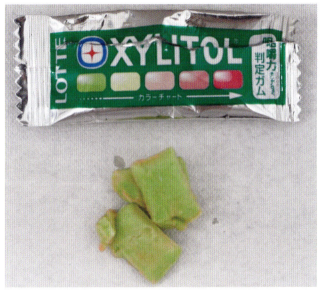

図2　キシリトール咀嚼チェックガム（株式会社ロッテ）による咬合力測定の結果，ほぼ咬めていないことが判明

Ⅲ 口の機能低下

　神経筋疾患の進行に伴い，口の機能が著しく低下してくる患者もいる．顎の動きも不安定になるためリズミカルに咀嚼することが難しくなったり，頬や舌を噛んだりする場合もある．咬む力が低下すると，硬い食物や厚みのある食物が摂取しにくくなる（図2）．食物をやわらかく炊いたり，包丁や箸などで食物を細かくするなど，工夫して食事をとるようになる．また，摂食嚥下機能や構音機能において重要な役割を担う舌の機能が低下することで，食物を口の中で唾液と混ぜて，まとめたりすることが難しくなる．さらには舌で口

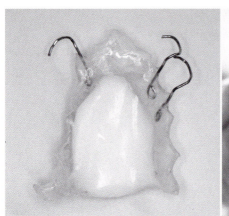
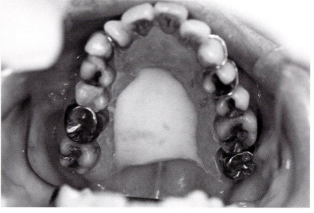

図3　舌接触補助床（PAP）(a)とそれを装着した口腔内の様子(b)　　a|b

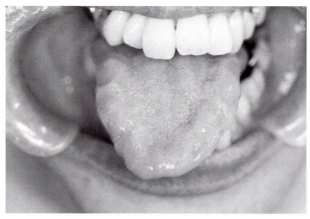

図4　舌の痩せ

の天井部分（口蓋）へ食物を押しつぶすことも難しくなってくるため，口の中で食べ物がばらばらになったままで残ったり，口蓋へ食べ物が付着したままになることもある．一部の患者では，舌を口蓋へ押しつぶす力（舌圧）が低下することも報告されており[3]，それに対して，「舌接触補助床（palatal augmentation prosthesis；PAP）」という装置による歯科的なアプローチがある[4]（図3）．この装置は，舌を口蓋の方向へあげることが難しくなった患者がつけるもので（図4），装置により口蓋を低くすることで，舌と接触しやすくするものである．この装置をつけることにより，食物を舌で押しつぶしやすくなり，発音が改善されることもある．

　ただし，神経筋疾患の患者のなかには，その進行に伴い，口の知覚が鋭敏化される者もいるため，もともと義歯を装着していた者のほうが受け入れやすいという臨床的感覚がある．

　舌の圧力や咬む力を測定したり，構音の機能を評価することで，病態の変化をとらえることが可能であることから，かかりつけの医師・歯科医師や言語聴覚士へ相談していただきたい．

Q1 従来の歯ブラシでは歯磨きがしにくくなったので，電動歯ブラシを使ってもよいでしょうか？

A 歯面に歯ブラシの先をしっかりと当てにくい場合は，電動歯ブラシが活用できると思われる．しかしながら，電動歯ブラシは磨く力が，手で磨く力よりも強いため，いわゆる従来の歯ブラシのようにごしごしと手を動かすと歯が削れることで知覚過敏症になりやすくなる．さらに，電動歯ブラシの先が適切な場所へ当たらないと歯頸部や歯と歯の間も磨かれないため，歯肉炎や歯周炎を改善できないこともある．通常の歯ブラシの柄は細すぎて握れない一方，電動歯ブラシの柄は太すぎて逆に握りにくい．重いため口の高さまで持ち上げられないといった事例もみられる．

歯磨きのときには，唾液がよく出る．摂食嚥下障害のある患者では，細菌を多く含んだ唾液がのどのほうへ入ることにより誤嚥性肺炎へ罹患するリスクが高くなるため，ガーゼやティッシュで唾液を吸収して奥へ入らないように工夫したり，可能であれば洗面台や膿盆などを活用して顔を下向きにし，汚いプラークがのどの方向へ行かないように配慮していただきたい．

患者が痛みや不快感を描出できないことも多いため，他者が電動歯ブラシを使用する場合には，顔の表情などをよく観察しながら，すみずみまで丁寧にやさしく磨くようにお願いしたい．

Q2 舌苔が気になるのですが，どのように除去すればよいでしょうか？

A 舌の表面は舌運動により歯や口の粘膜，摂食嚥下中の食物などとこすれることによって，その表面性状を保っている．すなわち，舌の運動機能が低下している場合には，舌苔がより多く堆積する．舌苔の周囲には食物が残り，細菌が繁殖することで，口腔内を汚染し，口臭の原因の1つとなる．

舌苔を無理に除去する必要はないが，口腔内の汚染が著しく，細菌繁殖の原因と思われる場合には除去することになる．口腔湿潤剤などを用いて保湿してもらい，舌ブラシや歯ブラシでやさしく丁寧に，舌の中央から前方へ向けて舌苔を除去していただきたい．舌の奥は除去による刺激で嘔吐反射がでるため，積極的にはお勧めしない．舌の表面が赤くなったり出血しないよう，配慮が必要である．

文　献

1) 下山和弘ほか編：口腔ケアの基礎．日本老年歯科医学会監．口腔ケアガイドブック．口腔保健協会，2-9，2008．
2) Yoneyama T, et al：Oral care and pneumonia. Oral Care Working Group. *Lancet*, **354**(9177)：515, 1999.
3) Hiraoka A, et al：Maximum tongue pressure is associated with swallowing dysfunction in ALS patients. *Dysphagia*, **32**(4)：542-547, 2017.
4) 小野高裕ほか：いまこそ歯科医師が「舌の機能」に着目すべきとき～舌圧検査とPAPを日常臨床で使いこなすために～．歯界展望．**130**(5)：854-875，2017．

Ⅲ. 専門職からみた在宅支援のポイント—視点とQ＆A—

6 看護師の視点とQ＆A

西　依見子

Ⅰ 問診で摂食嚥下障害を発見するポイント

　看護師は，神経内科疾患患者に接するとき，日常生活や病状のことなどを問診する．問診で摂食嚥下障害患者を発見することは，看護師の重要な役割である．神経内科疾患患者の摂食嚥下障害を発見するポイントとして，むせる機能と，食べることの2点について述べる．

1．むせる機能があるかどうか

　「むせずに食べられているか」という質問をすると，「むせることはない」という答えが患者や家族から返ってくることは多い．食べ物が気管に入ろうとすると，正常な場合は強いむせが生じる．しかし，パーキンソン病（Parkinson's disease；PD）などの神経内科疾患の患者は，むせる力が低下していることが多く[1]，むせないでそのまま誤嚥してしまう（以下，不顕性誤嚥）ことに注意が必要である．食事による不顕性誤嚥には表1のような症状を，食事中や食後に認めることが多い．その他，食事中に真っ赤な顔で唸り声を上げる，食べていたら急に強いむせや吐き出すことがあるなどのエピソードがある場合にも注意が必要である．このような場合，特に詳しく問診し，摂食嚥下機能評価を十分に行う必要がある．

2．食べることから考える

　患者や家族に食べることに関する訴えを聴き，食物が噛みづらい，飲み込みづらい，よくむせるなどの訴えがあれば，摂食嚥下障害を疑う．しかし，患者や家族に「食べることに問題はないか」と問うと，「問題ない」と返答があることも多い．「食べること」という単語で，患者や家族は，「口から食べられること」だけを時に連想していることがある．そのため，「問題ない」という返答だけで，摂食嚥下機能に低下はないと，判断することは危険である．食べている具体的な食形態と摂取方法（姿勢や交互嚥下などの代償方法）も聴き，情報を得ることが大切である．「普通に普通のものを食べている」と患者や家族が答えた場合も，食べにくいものも本当に食べているのか，食事量や食事時間，摂取ペースはどうかなど，具体的な状況を聴いていくことが必要である．

　特に，神経内科疾患患者に注意して聴く必要があるのは，水分・汁物，硬いもの（肉や繊維の多い野菜など）である．水分は舌運動が低下しやすい神経内科疾患の患者にとって，困難をきたしやすいものである．水分摂取方法がコップからか，ストローを使用しているのか，量はどの程度摂取しているかなどを聴くことが大切である．水分摂取に問題がない場合も，具入りの汁物は，汁と固形物の混合物であるため困難をきたしやすい．また，栄養飲料などの粘度のある水分を好んで摂取している場合は，水分へのトロミ剤の使用も考慮が必要となる．

　食事量を聴く場合も量だけでなく，体重，皮膚の状態，髪の毛の状態などの変化も観察し，必要栄養量の摂取ができているかどうかのアセスメントが大切である．ペースト食な

表1 食事による不顕性誤嚥の症状例

- 声質の変化(ガラガラ声,声が出にくくなるなど)
- 痰の増加
- 呼吸数の増加
- 酸素飽和度の3%以上の低下あるいは90%以下になる
- 発熱(原因がわからないもの)

どは,水分含有量が多く,必要栄養量がとれていないこともある.食事量や体重の減少があれば摂食嚥下機能の低下を疑う必要がある.

咀嚼力や飲み込む力が弱くなっている場合,食事時間が長くなっていることがある.摂取時間が30分以上かかっている場合注意が必要である.摂取ペースも,一口にどの程度口に入れて飲み込んでいるのか,次々と口に運んでいないかを聴く.不顕性誤嚥が多い神経内科疾患患者では,摂取ペースが極端に早い場合に窒息のリスクが高まるからである.

加えて,誤嚥性肺炎や窒息などのエピソードがあれば,注意深く内容を聴く必要がある.どのような状況で,どのような食物を,どのような食べ方をしたときに起こったかなどの情報を得て判断していることは重要である.

Ⅱ 日常生活リズムに気をつけよう

神経内科疾患患者は,ADLの低下をきたしやすく,様々な理由から日常生活リズムが崩れやすい.日常生活リズムが崩れると,夜間の睡眠が十分とれなくなり,日中傾眠傾向となったり,さらに夜間眠れず,眠剤や抗精神病薬の使用が始まったりすることがある.すでに体の動きに支障がある神経内科疾患患者は,日中に傾眠となることで,さらに動かない時間が増えるという悪循環に入ってしまう.このような状況になってしまった患者は,食事時間に食べられないということが多々生じる.

また,体の動きに支障があると,「トイレにいくのが億劫だから,水分はいらない」などと言い,水分を控えていることも多い.この,水分を控える行動は,排泄行動の問題だけでなく,摂食嚥下機能が低下し,水分摂取が困難になったため,水分を控えている場合もあるので注意が必要である.さらに,脱水になると,脳血管疾患などの合併症を引き起こす危険性がある.

日常生活リズムを整える支援には,朝はカーテンをしっかり開けて日差しを感じてもらう,顔を洗う,髭を剃ってもらう,座る時間をつくるなどがある.日常生活リズムを整えることは,神経内科疾患患者の食べる支援として重要である.

また,食べられないというときには,嚥下機能の低下,覚醒状態などに加えて,食欲が低下していることもある.食欲は大脳皮質全般や摂食中枢・満腹中枢の働き,消化管の働き,身体的侵襲・痛み・薬剤の影響,認知,心理的・情緒的な要因,個別的背景によって変化する.神経内科疾患患者では,薬剤の副作用などで消化管の動きが低下し,食欲がない場合も多い.そのため,排便状況を含めた消化器官症状の観察は大切である.また,体の動きが悪くなっていく過程で,動くことが少なくなってくることも多い.食欲は,筋運動や代謝により,空腹感が出現することによっても引き起こされる.日常生活のなかで意図的に,散歩,最低限のトイレにいく時間を決めておくなど,体を動かす時間を確保していくことも重要である.

Q1 経口摂取できないときにできることはないのでしょうか？

神経内科疾患患者は，重度の嚥下機能低下で経口摂取ができない状況，または，誤嚥性肺炎で禁食期間が長期化することがある．禁食期間は可能な限り短くすることが大切であるのは言うまでもない．また，経口摂取していない期間のかかわりにより，将来の経口摂取の可能性や唾液嚥下の状態が変わってくることを忘れてはいけない．

経口摂取できない時期こそ，口腔ケアと間接訓練の支援が大切である．経口摂取できない患者は，免疫力も低下している状況であることが多い．免疫力が低下していると，少量の細菌でも重篤な肺炎の原因となる可能性がある．特に，神経内科疾患患者は口腔機能も低下していることが多いため，口腔粘膜（口蓋・頬・歯と頬の間など）や歯の表や裏面などに細菌群が多量に付着している場合もある．口腔内をしっかり観察できるように，LEDライトなどを使用し，口腔内の見えにくい場所もしっかり観察しケアすることが大切である．

また，食べるという行動により，様々な嚥下関連筋群の動きが日常的に引き出されている．そのため，口腔周囲に何もアプローチしないでおくと自然な経過として嚥下関連筋群は低下していく．経口摂取ができない時期にこそ，口腔周囲筋を含めた嚥下関連筋群へのアプローチが重要になる．特に，口を開けるための咬筋は廃用が生じやすい．顎関節などに問題がない場合は，しっかり開口訓練を行うことは最低限必要である．また，患者が楽しくおしゃべりできる時間をつくることは，口腔周囲筋に有効である．患者の好みの本を読む，家族との会話の時間をつくるなどの工夫はよい支援となる．

Q2 トロミをどうしてもつけてくれない人にできることは何でしょうか？

水分へトロミ剤を使用することの必要性を，周りのスタッフや家族は十分理解できているが，患者がどうしてもつけさせてくれない，ということがよくあるのではないだろうか．しかし，患者がトロミ剤を使用した水分を美味しくないと感じることはよくあることである．トロミ剤を使用すると味わいが変化してしまうことを，周囲の患者にかかわる人達が理解し接する姿勢が大切である．患者は気持ちをわかってもらえていると感じることで安心する．また，トロミ剤を入れすぎて，濃度が濃くなり，べとべとの状態になっていることもある．必要以上のトロミ剤の使用にも注意したい．対応として，摂取方法や濃度の工夫，行動変容の考え方の2点について述べる．

水分にトロミ剤の使用が必要とされた患者でも，摂取方法の工夫でトロミ剤を使用せず摂取できる場合もある．それは，一口量と姿勢の工夫を加えることである．例えば，意識して少量ずつ飲み込む，口元が広く浅いコップなど食具の工夫をする，スプーンやストローで摂取する，ストロー摂取の場合はより細いストローに変更するなどである．また，濃度の工夫としては，適正な濃度を評価し，最低限必要な濃度とすることである．牛乳なら摂取可能なのであれば，牛乳程度の濃度をつけるだけでよいこともある．

また，行動変容の視点から考えることも大切である．健康行動に関する研究から導き出された行動変容の変化ステージモデルというものがある[3]．これは，前熟考期，熟考期，

前熟考期 (precontemplation)	熟考期 (contemplation)	準備期 (preparation)	実行期 (action)	維持期 (maintenance)
6か月以内に行動を変えるつもりがないという時期 行動を変える必要性を感じていない	6か月以内に行動を変えるつもりであるという時期 行動を続けているとどうなるか調べはじめる	1か月以内に行動を変えるつもりであり、少しずつ始めている時期 行動変容にはどうすればよいか考え始める	新しい行動を始めて6か月以内の時期 行動を変えてよかったことが目に見えて現れないため、逆戻りの危険性が最も高い	新しい行動を始めて6か月以上の時期 行動を変えた結果を認識し始めるが、逆戻りへの誘惑がまだある

図1 行動変容の変化ステージモデル(文献2,3より改変)

準備期,実行期,維持期の5つのステージを経て段階的に人の行動は変わることを示したものである(図1).患者は,嚥下機能の低下を指摘され,本人の心の準備なく,トロミ剤を使用することを勧められることが多い.病院や施設では,施設スタッフで,トロミ剤を使用したものを提供するため,本人の意思にかかわらず,摂取することを勧められる傾向がある.しかし,在宅では,本人が納得していない行動をとることは極めて困難である.また,病院や施設では患者の同意を得て,トロミ剤の使用がなされていたとしても,行動を変更してから6か月以内は行動がもとに戻りやすい状況であることを理解しておく必要がある.

特に,病院から在宅に帰った場合など,環境が変化し,トロミ剤を使用することに失敗したという経験をもっている患者は多い.退院前に,患者・家族や在宅スタッフと相談し,トロミ剤をどのように使用していくか,誰が,どの容器を使用し,どのタイミングでつくるのか,どのように患者はそれを摂取していくのか,具体的な話し合いが必要である.加えて,トロミ剤を使用することに失敗したとき,患者や家族は誰に相談したらよいかなども具体的に話し合っておく必要がある.

トロミ剤が必要と一度判断された場合でも,その後の身体状況の回復により,再評価が必要な場合もある.適切なタイミングで摂食嚥下機能が再評価できるように支援することも,看護師として重要な役割となる.

また,トロミ剤の使用はしないと言っていた患者でも,病状の進行に伴い,誤嚥や,トロミ剤を使用したほうが楽に飲めたという経験により,自らトロミ剤の使用を望む場合も多々ある.そのため,看護師は患者の病状の変化を注意深く観察し,患者の生活調整の機会を逃さず,食形態の変更やトロミ剤の使用など適切な支援を提供する必要がある.

文 献

1) Bird MR, et al：Asymptomatic swallowing disorders in elderly patients with Parkinson's disease：a description of findings on clinical examination and videofluoroscopy in sixteen patients. *Age Ageing*, **23**(3)：251-254, 1994.
2) Prochaska JO, et al：The transtheoretical model of health behavior change. *AM J Health Promot*, **12**(1)：38-48, 1997.
3) Burkholder GJ, et al：Overview of the Transtheoretical Model. Burbank PM, et al eds. Promotion Exercise and Behavior Change in Older Adults：Interventions With the Transtheoretical Model. Springer, 2001.(竹中晃二監訳：トランスセオレティカル・モデルの概要.高齢者の運動と行動変容—トランスセオレティカル・モデルを用いた介入. 46, Book House HD, 2005.)

III. 専門職からみた在宅支援のポイント—視点とQ＆A—

7 歯科衛生士の視点とQ＆A

高野敬子

I 口腔衛生

ここでは口腔衛生の基礎知識と神経内科疾患の患者における口腔衛生の必要性について解説する．

1．口腔衛生の基礎知識

1）虫　歯

歯についた歯垢(しこう)は，糖を利用して酸を作り，この酸が歯を溶かして虫歯になる．虫歯は口の中の細菌と糖類の摂取，歯の質や唾液の性質が複雑にからみ合って発生するのである．歯垢は洗口では除去できないので，一生を通じて，毎食後，歯磨き剤と歯ブラシで物理的に擦り取る必要がある．

虫歯は進行具合によりC1からC4に分けられ，エナメル質まで進行した虫歯をC1，象牙質までをC2，歯の神経までをC3，そして最終段階をC4と分類する．虫歯は早い段階での治療が望まれる(図1)．

2）歯周病

歯肉など歯を支える組織の進行性の病気である歯周病を引き起こす菌を歯周病菌という．この菌は虫歯菌と異なり，嫌気性菌であり，歯と歯肉の間に溜まった歯垢の中で増殖していく．この歯周病菌が増えると歯周組織(歯肉)がダメージを受けるのである．

歯周病は進行具合によって，軽度，中度，重度に分けられ，歯肉から出血している歯周病を軽度，歯肉のみに炎症が起きた歯周病を中度，歯槽骨や歯根膜にまで炎症が進んだ歯周病を重度と分類し，進行を抑えるため，治癒のために早い段階での治療が望まれる(図2)．

3）口内炎

口内炎の主な原因は唾液が少なくなることである．

唾液には乾燥を抑える効果と口腔内の洗浄効果がある．以下に唾液の効果をまとめる．

消化作用：食べ物の消化を助ける．
自浄作用：食べ物のカスや細菌などを洗い流す．
抗菌作用：細菌の侵入を防ぐ．
保護作用：歯や口の中の粘膜を保護する．

唾液が減って口が乾燥すると口腔内の軟部組織が傷つきやすくなり，傷ついた口腔内の粘膜に炎症(口内炎)が引き起こされるので，唾液をたくさん出すこと，口の中を清潔に保つことが肝要である．唾液をたくさん出すには，噛むことと後述する唾液腺のマッサージが効果的である．

4）誤嚥性肺炎

乳白色の歯垢には虫歯菌・歯周病菌の他，多種多様の菌が含まれており，糞便に匹敵す

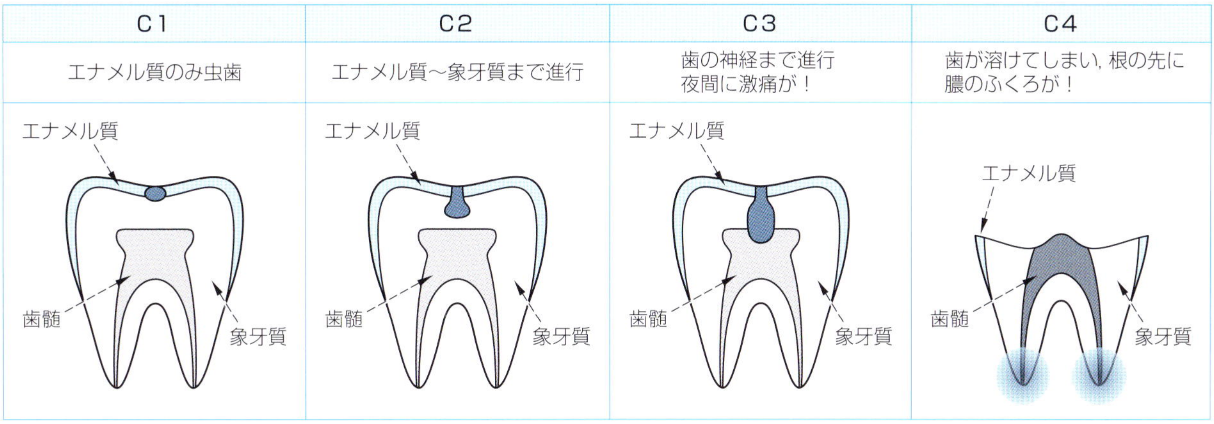

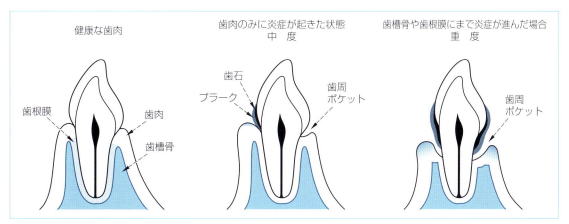

図1　虫歯の進行

図2　歯周病の進行

るレベルとさえいわれている．これらの菌が口腔内から血管内に進入したり，炎症を起こすことで全身状態を悪化させるのである．

　先に記したように，唾液には抗菌作用があるが，口腔衛生が不良で口腔内が汚染されている場合，唾液を誤嚥して肺炎になることがある．歯垢や舌垢に含まれる菌量が多ければ多いほど，唾液に含まれる菌量も増加するので，肺炎リスクを低減させるためにも口腔衛生を励行する必要がある．

2．神経内科疾患の患者における口腔衛生の必要性

　脳卒中など神経内科疾患では，救命が第一で，口腔衛生は後回しにされがちかもしれないが，遅れると口腔内の汚染が進んでしまうので，早期から口腔内をチェックして，口腔衛生の実施状況を確認するべきである．問題があれば早めに対処することが肝要で，可能であれば歯科受診を依頼するとよい．

　最初は，医療スタッフが中心となって口腔ケアを実施し，患者本人に教育する．口腔内の感覚，手の操作性に問題がなければ，すぐに自立して口腔ケアができるので，鏡で確認させながら見守り，終了後に磨き残しがないかをチェックする．

　次項に詳細を記すが，義歯の取り扱いについても指導し，清掃状況をチェックしておく．
　また，患者が自身でできない場合，家族に指導する必要がある．

Q1 口腔衛生をどのように実施すればよいでしょうか？

A 口腔衛生により，①虫歯・歯周病・口内炎の予防による歯の維持，②食べる・呼吸する・発音する機能の維持・回復，そして，③心疾患・糖尿病など全身疾患の予防と改善などの効果が得られるので，毎日の口腔衛生は欠くことはできない．

ではどのように口腔衛生を実施していけばよいのだろうか．

1．口の中のチェック

まず，患者の口の中をみて，以下をチェックする(図3)．

①食物残渣，②歯肉の炎症(腫れ，出血，排膿)，③口内炎・口角炎・口腔内乾燥，④舌苔，⑤口臭，⑥口腔カンジダ症，⑦歯垢．

もしこれらが存在せず，自身で歯磨きができていたら，良好な口腔衛生活動ができていると考えてよい．しかし，どれか1つでも問題があるようなら口腔衛生指導をする必要がある．歯科関連の専門職でない場合は，口腔内チェック，歯磨き指導，唾液腺のマッサージ，義歯の取り扱い指導，そしてかかりつけ歯科医への受診勧奨だけでよい．

腫れや出血がある際，歯磨きの実施に迷うところだが，何もしないとますます口腔内の菌量が増えるので，歯肉への刺激を考慮しながら，柔らかめの歯ブラシやスポンジブラシ，舌ブラシなどで清掃していく．

2．歯磨き

1日3回毎食後に歯磨きをするように指導する．歯ブラシは，操作性に優れているヘッドの小さい歯ブラシを利用し，毛の硬さは普通から柔らかめの物を選ぶ．持ち方はペングリップとし，歯の根元にブラシを当てて，縦横と小刻みにブラッシングする(図4)．

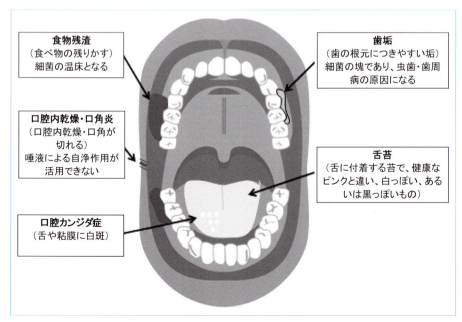

図3
口の中のチェック項目

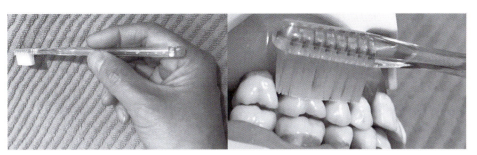

図4 歯ブラシの持ち方とブラシの当て方

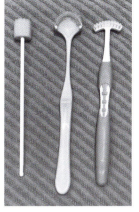

図5 スポンジブラシと舌ブラシ

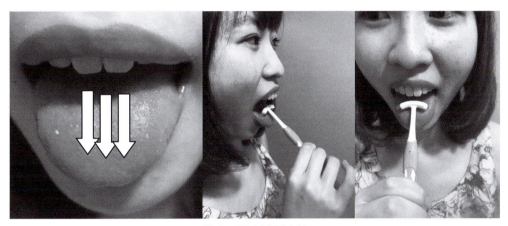

図6 舌の清掃方法

　利き手が利用できない場合，研磨剤のチューブも絞りにくく，これまでより時間がかかるので，イライラ感が出現するかもしれない．歯磨き方法の工夫を患者とともに考える必要がある．

　口腔内の感覚麻痺がある者には，鏡をみながら実施してもらい，終了後に口腔内に磨き残しや傷がないかをチェックする．

　歯磨きを忘れる者には，毎食後の歯磨きの必要性の理解が得られるように説明し，根気強く実施を促すことが重要である．その行動変容が得られるまで，毎食後に歯磨きのセッティングをすること，カレンダーに歯磨きの実施の有無を記録して管理することもお勧めである．

　自身で歯磨きができない場合は医療スタッフや家族が歯ブラシを使って磨く．また粘膜清掃や舌苔除去のためにはスポンジブラシ・粘膜用ブラシ・舌ブラシなどを使用して，口腔粘膜の清掃を実施する．舌清掃の際，ゴシゴシと磨くのではなく，粘膜保護のため奥から先端に向かって軽く拭い取るように清掃するよう注意する．

　歯磨き剤は1日1回だけでもよい．

　口腔機能が低下している者は，うがいをすることが難しいようだが，うがいが不十分だと歯磨き剤が口腔内に残留し，口腔内を乾燥させるので，チェックの際に確認しておく．うがいが不十分な者は，歯磨き剤を少量にしたり，スポンジブラシで口の中をぬぐってあげるのもよいかもしれない（図5，6）．

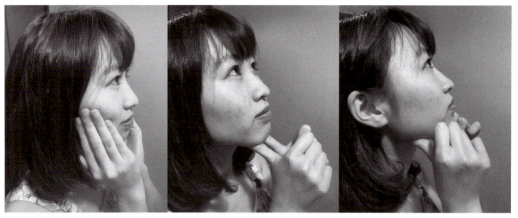

図7　唾液腺のマッサージ（左から耳下腺・舌下腺・顎下腺）

3．唾液腺のマッサージ

唾液で口の中を潤すために，3つの唾液腺をマッサージで刺激する（図7）．

(1) **耳下腺**：人差し指から小指までの4本の指を頬にあて，上の奥歯あたりを回してマッサージ（10回）

(2) **舌下腺**：両手の親指をそろえ，あごの真下から舌をつきあげるようにゆっくりグッと押す（10回）

(3) **顎下腺**：親指をあごの骨の柔らかい部分にあて，耳の下からあごの下まで5か所くらいを押す（各5回ずつ）

4．定期的な歯科検診の勧奨

定期的な歯科検診の頻度は，口の中が健康な者で年に1回とされているが，過去に虫歯や歯周病に罹患した者は6か月に1回，神経内科疾患など持病をもっている者や高齢者は3か月に1回，セルフケアができない者は1〜2か月に1回とされている．近年，往診をする歯科医が増えてきており，受診が困難な者には往診を勧めるとよい．地域の歯科医師会に問い合わせれば，往診できる歯科医を紹介してもらえる．

Q2　入れ歯（義歯）の取り扱いはどうすればよいでしょうか？

A 義歯の役目は，噛む機能の回復，外見の回復，発音障害の回復，顎関節症の予防である．義歯には総義歯と部分床義歯（図8）があり，これらの取り扱いには注意が必要であるので，医療スタッフ，義歯の利用者，および家族が知っておくべき一般的な義歯の取り扱いについて順に解説する．

1．（金具の付いている）部分床義歯の取り外しについて

金具に指を引っ掛けて取り外す．上下とも同様である．

2．部分床義歯の装着について

義歯を指で押さえて装着する．噛んで装着すると割れたり，曲がったりする原因になる．

3．義歯の洗浄について

義歯に細菌がしみ込むと，入れ歯特有のニオイの原因になる．毎食後，義歯を外して，

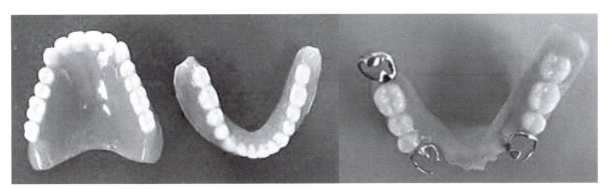

図8 総義歯と部分床義歯

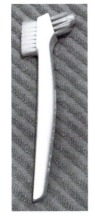

図9 義歯用ブラシ

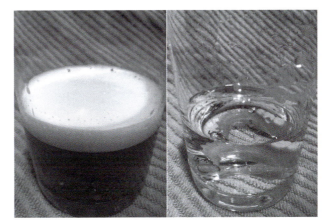

図10 義歯専用の洗浄剤につけておく

流水下にて義歯用ブラシで洗う(図9).
　その際,歯磨き剤の使用は避け,義歯専用の洗浄剤を利用する(図10).

4．義歯の保管について

　飲み込み防止と,歯肉を休めるため,就寝時は義歯を外し,義歯洗浄剤などにつける.

5．義歯の調整について

　噛めない・痛い・すぐ外れる・外れないなど,装着具合の悪い場合は,歯科を受診させる.

文　献

1) 日本歯科衛生士会：お口の健康の手引き．2011．
2) 岸本裕充編著：オーラルマネージメントの実務　口腔ケアの新常識 DVD ブック．日総研出版，2010．
3) 岸本裕充編著：成果の上がる口腔ケア．医学書院，2011．

III. 専門職からみた在宅支援のポイント―視点とQ&A―

8 言語聴覚士の視点とQ&A

磯野千春

I 言語聴覚士の役割

　第一に各疾患の特徴を十分理解したうえで，リハビリテーションを行う．神経内科疾患，特に神経難病と称される疾患において，リハビリテーションの目的は，(1)残存機能の活用，(2)代償方法の利用，(3)二次障害(誤嚥性肺炎や窒息)の予防である．これを摂食嚥下リハビリテーションに当てはめると以下になる．

- **(1)残存機能の活用**：進行性もしくは慢性疾患でありリハビリテーション介入中であっても病状は進行し，嚥下機能も低下する可能性がある．嚥下機能の改善ばかりを目指すのではなく，残存能力を活用し嚥下機能をできるだけ維持する視点が重要である．経口摂取を続けることも機能維持の1つである．
- **(2)代償方法の利用**：患者が安全で快適に経口摂取できるよう支援するために，残存機能に合わせて代償方法を選択する．姿勢調整，頸部前屈位，複数回嚥下や空嚥下なども代償方法である．一口量の調整や食事形態の変更，補助具や食器の導入，補助栄養の利用も代償手段であり積極的に取り入れたい．
- **(3)二次障害の予防**：摂食時の誤嚥や窒息だけでなく，食後の胃食道逆流の存在や入眠中の唾液誤嚥にも留意する．口腔内の衛生や栄養状態を保つことは二次障害の予防になる．病初期から口腔ケアを行い，咳払い訓練や呼吸訓練を行う．誤嚥性肺炎や窒息への対応は生命予後に影響するため重要であるが，在宅では介護体制に左右されやすい．在宅医療におけるリスク管理は，職種に関係なく，患者にかかわるすべてのスタッフが共通の認識をもたなければならない．

　他にも，リハビリテーション介入は患者や家族への心理的支援の側面ももつ．

　摂食嚥下障害を有する神経内科疾患の患者は，低栄養や脱水が生じやすく，それが原因で日常生活動作が低下することもある．そのため摂食嚥下障害だけでなく日々の活動状況や栄養状態にも注意を向けた評価や訓練，指導が必要である．また疾患によっては特徴的な症状や注意すべき点があり，言語聴覚士にも摂食嚥下障害以外の症状に目を向けた介入が求められる．

II 具体的には何をするか

　在宅での摂食嚥下機能評価として病歴，生活背景，身体所見，栄養状態などの情報収集も含めた包括的評価が必要である(表1)．コミュニケーション能力やその手段も知っておきたい．患者本人の希望や家族の要望，現在の問題点も聴取する．疾患や病型によっては認知機能の低下だけでなく，性格変化や幻視などをきたす場合があるため，認知機能につ

表1　言語聴覚士が在宅で確認すべき項目

Ⅰ　初回訪問時	Ⅱ　訓練介入時
1）食事の状況 ☐ 摂取方法：自立・見守り・一部自立・全介助 ☐ 主な介助者： ☐ 食事形態（トロミ調整剤使用も含む） 　主食： 　副食： 　水分： 　薬の内服： ☐ 食事場所：ベッド上・食卓・その他 ☐ 食事時の姿勢：ベッド端座位・ベッドアップ・椅子・その他 ☐ むせの頻度： ☐ 声の変化：ガラガラ声・かれ声・その他 ☐ 所要時間： 2）その他 ☐ 吸引器の有無 ☐ 誤嚥性肺炎の既往の有無 ☐ 嚥下評価の有無 ☐ 補助栄養の有無 ☐ 体重変化の有無	1）訓練前 ☐ 体温・呼吸は安定しているか ☐ 覚醒は安定しているか ☐ 生活リズムに変化はないか ☐ 表情や発話に変化はないか ☐ 口腔ケアは済んでいるか 2）訓練中/訓練後（特に直接訓練） ☐ 呼吸回数・SpO_2・呼吸パターンの変化 ☐ 唾液・痰の増加 ☐ 姿勢の崩れ ☐ 声の変化 ☐ むせの増加

いても把握しているほうがよい．反復唾液嚥下テスト（repetitive saliva swallowing test；RSST）や改訂水飲みテスト（modified water swallowing test；MWST），頸部聴診法などのスクリーニングテストを行い，実際の食事場面も観察する．病院では嚥下造影（videofluoroscopy；VF）や嚥下内視鏡（videoendoscopy；VE）などの精査を行うが，在宅医療では実施が難しいので，病院と連携して外来受診時に検査を行う，もしくは検査結果の報告を依頼するなど密な対応が望まれる．

　食事には単に必要栄養量の摂取だけでなく，コミュニケーションの場，文化的行為の場という意味もある．コミュニケーションの専門家である言語聴覚士は，患者が食事を通して団欒の輪に入っているか，食事が患者の喜びや楽しみにつながっているかなど，環境にも目を配る．

　機能評価の対象は主に口腔顔面咽喉頭の運動機能，声質や声量，発話能力であるが，加えて頸部，体幹，上肢機能も確認する．検査や評価の結果を踏まえ，訓練内容を組み立てる．摂食嚥下における訓練は間接訓練と直接訓練に大別される．間接訓練は食べ物を用いない訓練で安全性が高く，意識状態や全身状態が不安定な患者にも導入できる．食事前の準備運動や基礎訓練としてよく実施される各種の嚥下体操も間接訓練である．他には呼吸訓練，頸部体幹のリラクセーションやストレッチング，口唇・舌・頰の訓練，発声および構音訓練，咳払い訓練などである．凍らせた綿棒での冷圧刺激やアイスマッサージも安全で適応範囲の広い間接訓練である．直接訓練は訓練用の食物や実際の食事を用い，食べることである．患者の疾患や機能に合わせて食物の形態を変更したり，食物の物性を調整することも直接訓練に含まれる．各訓練内容の詳細は日本摂食嚥下リハビリテーション学会の「訓練法のまとめ（2014版）」を参照されたい[4]．どの訓練方法を選択し，組み合わせるのかは疾患の特徴や病期，目標，患者や家族の希望に合わせて検討するが，在宅医療では

特別な医療機器や専門性の高い訓練は導入できない場合があることを忘れてはいけない．リハビリテーションにおいても，安価で身の回りにある生活物品の活用や介護者の負担軽減につながる工夫が求められる．

例えば，運動ニューロンが選択的に侵され，最終的には全身の筋力低下と筋萎縮をきたす筋萎縮性側索硬化症(amyotrophic lateral sclerosis；ALS)では，口腔期も咽頭期も機能低下を認める．嚥下機能を評価する際は同時に上肢，頸部，体幹，呼吸筋の評価も行う．ALSでは不顕性誤嚥も多いが，患者自ら工夫し代償手段を獲得していることもある．リハビリテーションにおいては筋肉疲労を起こしやすいため過度な運動は避け，代償方法の検討や嚥下調整食の選択が主になる．特に姿勢や体幹の保持のために頭部固定用枕やクッションの利用，座面やテーブルの高さの調整は欠かせない．また残存機能に合わせた食器の選択，食事形態やトロミ調整剤の導入も必要である．患者が安全で安楽に食事を摂れるよう，患者自身や介護者の意見も取り入れ，また病態の進行に合わせて適宜検討する．

Ⅲ 摂食嚥下リハビリテーションのゴール

言語聴覚士に限らずセラピストは常に訓練効果を求められるが，病状によってはいつか限界がくる．神経内科疾患を対象とするセラピストは誰しもゴール設定の難しさを経験する．摂食嚥下リハビリテーションでは，たとえ胃瘻にて栄養管理を行っていても，同時にVFで嚥下機能を確認し少量でも経口摂取を続け嚥下機能を維持すること，食べる・味わう楽しみを支援することも目標の1つである．しかし本人から食べることに関する楽しみや希望など明確なコメントが得られなくなり，経口摂取量が確実に減ってきた場合や，苦痛や疲労の訴えが増してきた場合は，家族や支援者と今後について検討する時間や介入の内容や方向性を再検討する機会をもちたい．

一般には，できる限りの工夫や介入を行い，リスクを軽減させながら経口摂取を継続できる期間を長く保つことが重要となる．同時にその期間がいつかは終わることも我々は認識する必要がある．

近年は神経内科疾患を有する患者でも病院完結型の医療だけではなく，往診や訪問看護・リハビリテーションなどの在宅医療へ移行するケースが多い．その場合，病院と在宅の双方向によるシームレスな連携が求められる．

Q1 パーキンソン病（PD）に対する嚥下訓練にはどのようなものがありますか？

A 神経内科疾患のなかで，比較的患者の数が多いのがパーキンソン病（Parkinson's disease；PD）である．厚生労働省難病情報センターによると，人口10万人に対し患者数は120〜150人，60歳以上では10万人あたり1,000人であり，在宅医療でも出会う機会が多い．PDの主な死因は肺炎（誤嚥性肺炎を含む）とされており，肺炎をいかに防ぐかが生命予後に大きく影響する．

日本神経学会の診療ガイドラインには，言語聴覚士が行う訓練として横隔膜呼吸訓練，構音訓練，嚥下訓練，顔面・口・舌の運動などが挙げられている[5]．

PDは外部からのリズム刺激により運動機能が改善することが知られている．この特徴を嚥下訓練に取り入れたのがメトロノーム訓練で，特に口腔期嚥下障害（嚥下のためらい，舌運動の寡動）に有効である．他にも嚥下障害に対する有効性が示された訓練として，Lee Silverman Voice Treatment（LSVT®），expiratory muscle strength training（EMST）などがある．LSVT®はPDの発声発語機能を高める訓練方法だが，嚥下機能への波及効果があると報告されている．またEMSTは咳嗽訓練の一種だが，この訓練によりPD患者のVF所見で喉頭侵入や誤嚥が減少したという報告がある．これはペットボトルのブローイングや吹き戻しを使用し，同様の訓練が可能である（図1）．いずれも直接嚥下機能を改善させる訓練方法ではないが，音声コミュニケーション能力や咳払いの能力を高めることが嚥下機能にも効果的であることを示している．

PDの姿勢障害は嚥下障害誘発の一因となる．特に座位も立位も頸部後屈位（頸部過伸展）で固定している場合が多い．頸部の過度な伸展は前頸筋がより伸張するため，舌骨の上前方移動や喉頭の挙上運動が制限されやすい．頭頸部の角度を調整するだけでも喉頭侵入

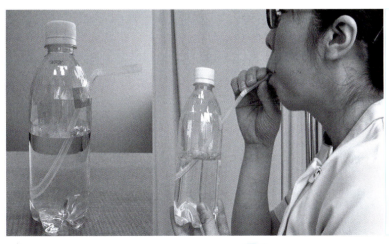
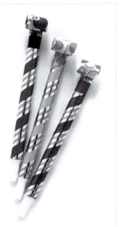

a|b

図1
a：ペットボトル　ブローイング
b：吹き戻し

や誤嚥を防ぐことができる．クッションや枕を使用し軽度の屈曲位を保てるようにする．またプラミペキソール塩酸塩水和物（ビ・シフロール®）の内服によって前屈や側屈が出現することもあり，処方薬にも注意を払う．一方，ロチゴチン経皮吸収型製剤（ニュープロパッチ®）で嚥下障害が改善する傾向を示した報告もあり，主治医に相談されたい．

Q2 コミュニケーション支援について教えてください．

A 言語聴覚士には摂食嚥下領域以外での役割もある．緩徐進行性の神経内科疾患では摂食嚥下障害だけでなく，音声，発語，構音などコミュニケーションに関連する障害が合併することが多い．言語聴覚士は両領域の専門家であり，機能維持を目指した訓練を行うと同時に，予後を見越し残存機能に合わせた代償方法の選択や導入も行う．

口頭でのコミュニケーションが困難な患者への支援方法には，拡大・代替コミュニケーションアプローチ（augmentative and alternative communication approach；AAC）がある．具体的には筆談，絵，シンボル，ジェスチャー，文字盤，透明文字盤，コミュニケーションノート，音声出力会話補助装置（voice output communication aids；VOCA），意思伝達装置などである．近年のスマートフォンやタブレット機器の普及に伴い，ダウンロードして使用するAACのアプリケーションも多くみられる．これらの機器を最大に利用するためには各種スイッチやセンサーの選択も重要で，作業療法士や看護師とも協同していきたい．

Q3 経口摂取をしていない患者さんにも訓練を行いますか？

A 神経内科疾患，特に神経難病は進行性に機能低下をきたすため，病後期は経管栄養を行い，経口摂取をしていない患者も多い．口腔顔面の運動機能は患者の意思表出手段として重要な役割をもっており，コミュニケーションの観点から訓練は必要である．また唾液は分泌されるため，唾液を嚥下する機会はある．その際に誤嚥しないためにも訓練は行ったほうがよい．同様の理由で，就寝中に唾液を誤嚥することで起こる不顕性誤嚥を防ぐために，全く経口摂取をしていない患者でも口腔ケアは非常に重要である．ブラッシングが十分にできない場合や，義歯の管理などは訪問歯科に相談することを勧める．

文　献

1) 杉下周平：在宅でできる嚥下訓練．湯浅龍彦ほか編：神経・筋疾患　摂食嚥下障害とのおつきあい〜患者とケアスタッフのために〜．65-75，全日本病院出版会，2007．
2) 羽柴尚子：摂食嚥下障害と栄養〜在宅での言語聴覚士の取り組み〜．みんなの理学療法，**29**：10-15，2017．
3) 浜松市リハビリテーション病院："藤島式"嚥下体操セット，えんげと声のセンター．〔https://www.hriha.jp/section/swallowing/gymnastics/〕
4) 日本摂食嚥下リハビリテーション学会医療検討委員会：訓練法のまとめ（2014版）．日摂食嚥下リハ会誌，**19**：55-89，2014．
5) 日本神経学会：第Ⅰ編第11章．パーキンソン病診療ガイドライン2018．2018．

III. 専門職からみた在宅支援のポイント―視点とQ＆A―

9 理学療法士の視点とQ＆A

森 明子，垣内優芳

摂食嚥下障害は様々な原因によって生じ，小児から高齢者まで幅広い年齢層に及ぶ．また，摂食嚥下機能は運動機能や呼吸機能と密接な関係にあり，加齢による影響を受ける．神経内科疾患における摂食嚥下障害患者に対し理学療法士からみた在宅支援の4つのポイントについて解説する．

I 摂食嚥下を支える頭頸部・体幹機能

摂食嚥下に関与する筋群は頭頸部だけではなく，肩甲骨周囲や体幹に付着しており，重力や姿勢による影響を受けやすい．また，姿勢保持や呼吸補助筋としての重要な役割も担っている．頭頸部や体幹の運動機能障害をもつ患者は，安定した座位を保持することが難しく，食事中に姿勢が崩れてしまい，サポートを必要とする人も多い．食事の摂取にはエネルギーが必要であり，食事時間を楽しみながら過ごすためには，30分間の座位が持続して保持可能であることが必要である．しかし，食事の際，安定した座位保持が困難な場合，安定性を補うため頭頸部の過剰な筋活動が高まり，摂食嚥下に必要な筋の協調性が得られにくくなる．さらに座位保持の持久性（座位疲労具合）や頸部のすわり（定頸具合）は摂食嚥下機能の予後を左右するともいわれている[1]．したがって，安全に円滑な摂食嚥下を行うためには，座位姿勢における頭頸部の筋緊張，頸部・体幹の可動域，体幹機能の評価などを行うことが大切である．

II 食事場面の基本姿勢と環境調整

不安定な座位や不適切な座位姿勢は頭頸部周囲筋の緊張を増加させるため，スムースな嚥下を阻害する原因となる．しかし，食事の際，姿勢の調整や食事環境を整える観点から介入することで，安定した座位姿勢を獲得することができ，嚥下にかかわる筋肉をリラックスさせ，安全な食事環境を提供することができる．また，椅子やテーブルとの基本的な身体適合性を評価し，患者に合った環境を整えることが重要となる．そのため，食事の際は椅子に深く腰掛け，左右の殿部にできるだけ均等に体重を乗せ，体幹を安定させる．深く腰掛けたとき，座面の前端から膝の後ろの間に3～5cm程度の余裕があり，膝を90°に屈曲させた状態で足底部がしっかり床に着いていることを確認する．車いすの場合は足をフットプレートの上にのせ，足底を全面接地させる．なお，テーブルの高さはよい姿勢で座り，肘を90°に屈曲させたときの肘の下側の高さからへその位置の高さまでの間が好ましい[2]（図1）．

椅子や車いすでの食事が困難な場合はベッドを30～60°リクライニングさせ対応する．

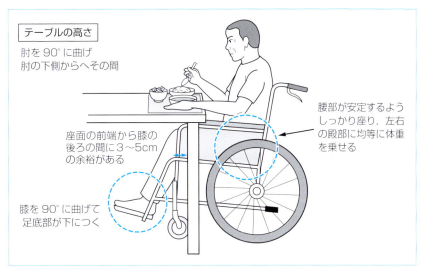

図1　食べやすい食事の姿勢と環境

その際，必ず枕を利用し，頭部を軽く曲げさせ誤嚥を予防する．頭部を30°高くしたリクライニング位で，最も誤嚥が少なくなることが多い．四肢・体幹機能障害がある場合は，クッションなどで体位を整え，姿勢が崩れないよう工夫が必要である．

III　嚥下と呼吸の協調性

　嚥下時においては，鼻咽腔閉鎖，喉頭・声門閉鎖が起き，気道内への食塊流入を防ぐと同時に呼吸は一時的に停止している．この現象は嚥下時無呼吸と呼ばれ，この嚥下時無呼吸時間は正常人ではほぼ一定といわれている[3]．このように嚥下と呼吸は協調し誤嚥を防ぐ働きをしている．嚥下と呼吸の関係性は，呼息-嚥下-呼息パターンが正常である．しかし，高齢者や神経疾患患者は，吸息-嚥下，もしくは嚥下-吸息パターンが多く，嚥下時無呼吸時間の短縮も増加し誤嚥リスクが高まる[4]．したがって，嚥下と呼吸パターンを評価し，胸郭拡張性の維持改善をはかるなど，平素から呼吸状態を良好に保つことが重要である．

IV　積極的な座位練習と身体活動量の増加

　摂食嚥下障害患者は日常生活において活動性が低下しており，臥床している傾向が強く，廃用症候群に陥っている場合が多い．身体活動量が低下している状態が継続する限り，さらに廃用が進み，誤嚥に伴う誤嚥性肺炎のリスク増大につながる恐れがある．特に嚥下障害患者の場合，睡眠時を含めた臥床時の不顕性誤嚥や胃食道逆流が問題となっており，注意が必要である．したがって，全身状態が落ち着いている場合は，座位や車いす座位をはじめ，積極的な離床をはかり，身体活動量の増加をはかることが重要である．活動性の向上は，呼吸機能や循環機能に好循環をもたらすため，身体機能障害が重度で，積極的な離床が難しい症例の場合でも，総臥床時間を減らし，座位時間を増やすよう医療・介護スタッフと協同していくことが重要である．

Q1 誤嚥回避や気道内分泌物を喀出するための咳嗽力の評価法とアプローチ法を教えてください．

A　摂食嚥下障害に対し効果的なアプローチをするには誤嚥回避や気道内分泌物を喀出するための咳嗽(咳)機能を把握しておくことが重要である．咳嗽メカニズムは誘発，吸気，圧縮，呼気の4相に区分され，誘発は咳嗽反射レベル，吸気，圧縮，呼気は随意的かつ意図的な咳嗽力を反映している．咳嗽力の指標には咳嗽時最大呼気流量(cough peak flow；CPF)があり，人工呼吸器装着中は自発呼吸モード下で随意的に最大努力咳嗽を求めた際の呼気流速をグラフィックモニタのフロー波形から読み取り，非装着下ではピークフローメータにフェイスマスクを接続して患者の顔面に密着させ，最大努力咳嗽を求めることで測定できる(図2)．CPF低値は人工呼吸器装着患者では気管チューブ抜管後の再挿管リスク増加や抜管後の自己排痰困難，非装着患者では誤嚥性肺炎の発症リスク増加や自己排痰困難などが示唆される．CPFは神経筋疾患においても気道内分泌物を喀出する能力の指標であり，人工呼吸器非装着下で平常時160 *l*/min，上気道炎や誤嚥時は270 *l*/min あれば気道内分泌物や異物を喀出できると報告されている[5]．これらの参考値よりも低値を示す場合の対処法をいくつか紹介する．神経筋疾患患者に対する咳嗽力低下の対応には徒手による咳介助，機械による咳介助，呼吸筋トレーニングなどがある．徒手による咳介助は患者の胸郭下部に介助者の両手を置き，咳嗽の瞬間に合わせて胸郭を圧迫し，呼気流速を高めて排痰を促す．機械による咳介助(mechanical insufflation-exsufflation；MI-E)は排痰補助装置と呼ばれ，人工呼吸器装着・非装着下のどちらでも使用可能である．診療報酬上，在宅で人工呼吸を行っている神経筋疾患などの患者に対して，排痰補助装置を使用した場合には保険が適用される．呼吸筋トレーニングは簡易的な機器・器具を用いて吸気筋や呼気筋を強化することで排痰能力改善をはかる[5]．その他，咳嗽メカニズムの吸気相では胸郭柔軟性，圧縮相では声門閉鎖，吸気・呼気相では体幹筋活動が必要であるため，胸郭可動域運動，胸の前で両手掌を合わせて両手を押し合う瞬間の息こらえ練習や数を数える発声練習，背臥位で下肢を交互に挙上する運動やブリッジ運動などを行うことも効果的である．

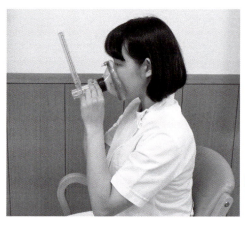

図2
咳嗽力の測定風景

Q2 神経筋疾患にサルコペニアが合併すると摂食嚥下に影響するのでしょうか？

A サルコペニアは骨格筋の減少を意味しており，加齢や低活動，低栄養，疾患に関連して引き起こされる．原疾患に加えてサルコペニアが合併している状態は摂食嚥下に不利に働く．サルコペニアの診断基準は，低筋肉量に加え，低筋力あるいは低身体機能が存在することである．日本人を含むアジアのサルコペニア基準に該当するか否かを決めるカットオフ値は，筋力は握力計で握力を測定して男性 26 kg，女性 18 kg，身体機能はストップウォッチで歩行速度を測定して 0.8 m/sec，筋肉量は InBody® で生体インピーダンス法による骨格筋量の測定で男性 7.0 kg/m^2，女性 5.7 kg/m^{2}である．測定機器の問題で筋肉量が測定できない場合は，body mass index（BMI）18.5 kg/m^{2}未満や，メジャーで簡便に測定できる下腿最大周径 30 cm 未満が筋肉量低下の参考値である[6]（図 3）．下腿の筋肉量を知るために指で輪っかを作り，ふくらはぎを囲んで評価する「指輪っかテスト」がスクリーニングテストとして用いられることもある．神経変性疾患におけるサルコペニアの有病率はまだ研究が少ないのが現状であるが，サルコペニアは四肢筋だけでなく，頸部や体幹などの呼吸や咳嗽をするための筋群や嚥下関連筋群にも生じる可能性があることに留意しておく必要がある．また各疾患の進行状況に応じて可能な限り筋肉量や筋力，あるいは身体機能を維持・改善して 1 日の運動量や活動量が低下しないように配慮することで，食欲の低下を招かないようにすることも大切である．

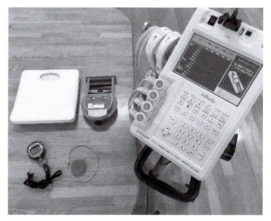

図 3　サルコペニア診断のための測定器具

文献

1) 植田耕一郎：「食する」と高齢者の口腔ケア　摂食・嚥下リハビリテーションにおける理学療法士のアプローチ．PT ジャーナル，**47**(10)：921-927，2013．
2) 坂本利惠ほか：食具や食器は自分に合ったものを．野﨑園子編．摂食嚥下ケアがわかる本．66-73，エピック，2013．
3) 小宮山荘太郎ほか：咽頭の生理と病態機能からみた特徴．日気食会報，**42**(2)：111-115，1991．
4) 山田好秋：嚥下を制御する神経機構．新潟歯学会誌，**29**(1)：1-9，1999．
5) 日本リハビリテーション医学会：神経筋疾患・脊髄損傷の呼吸リハビリテーションガイドライン．25-46，金原出版，2014．
6) 健康長寿ネット：サルコペニアの診断．〔https://www.tyojyu.or.jp/net/byouki/sarcopenia/shindan.html〕(閲覧日 2018 年 3 月 14 日)

Ⅲ. 専門職からみた在宅支援のポイント―視点とQ＆A―

10 作業療法士の視点とQ＆A

坂本利恵

Ⅰ はじめに

　神経内科疾患の摂食嚥下障害への作業療法士のアプローチは大きく「食事動作(上肢機能・体幹機能含む)」へのアプローチと「より安全な摂食嚥下のための姿勢調整ならびに環境調整」へのアプローチに分けられる．ここでは各疾患特性に対する食事動作訓練のポイントと，自助具などの環境調整について述べる．姿勢の安定は上肢機能にも，嚥下機能にも大きく影響するため，まず姿勢を調整してから上肢機能や摂食嚥下機能にアプローチしていく．姿勢調整のポイントが，上肢機能を主体にしたときと，摂食嚥下機能を主体にしたときとで違ってくる場合があるが，その場合には摂食嚥下機能を主体として考える．内田[1]は，不安定な座位での上肢の活動が嚥下機能の阻害となり，誤嚥の原因ともなり得ると示唆している．嚥下訓練と上肢機能訓練をどのように連携させていくかは，摂食嚥下を含む食事動作の自立とその維持における重要なポイントとなる．

Ⅱ 作業療法士のアプローチのポイント

1．基礎的訓練

- **筋力強化訓練**：疾患によっては筋力強化が筋破壊につながるため，筋力維持と可能な動作の維持が重要である．
- **関節可動域訓練**：行いたい動作に必要な可動域の確保に努める．可動域の改善が十分に望めない場合には，自助具の利用などを検討する．
- **全身耐久性**：必要に応じて，休憩を効果的に取ることが重要である．食事動作の場合は疲労の起こる前にこまめに短い休憩を入れるほうが長く行えることが多い．疲労の現れ方を観察し，タイミングや休憩，動作補助方法を工夫していく．
- **基本的環境調整**：椅子は基本的には背もたれと肘掛のあるものがよい．高さや大きさは基本適合に合わせる．テーブルとの距離は腹部とテーブルの間にゲンコツが1つ入る程度で，高さは，上腕を垂直に下ろして肘を直角に曲げたときの高さが基本で，テーブルに手を載せたときに，肩甲帯が挙上せず，体幹が前傾しない位置と高さに調整する．

2．近位筋の筋力低下が著明な場合

　上肢の挙上が困難となるため，肘をテーブルなどに固定し，そこを支点として食事動作を行う．支点となる肘の位置は座位姿勢を崩さない位置(高さ)がよいが，その位置からの口元へのリーチの際に距離が足りない場合には，大きく姿勢を崩さない範囲で調節するか，スプーンなどの柄を長くすることで調整する．肘屈伸の筋力も低下している場合にはportable spring balancer(PSB)やbalanced forearm orthosis(BFO)などを使用する．使用

には患者の能力にあった調整が必要である．特にPSBはより少ない筋力でも適合するが，家庭での使用には家族が調整できるための工夫と十分な指導が必要との報告[2]もある．BFOは比較的調整が簡単で，バネの強さで動きを調整できるものもあり，適応範囲は広い．

3．遠位筋の筋力低下が著明な場合

食具の操作が困難になるため，スプーンホルダーや介助箸などを使用する．自助具は軽い素材のものが適している．

4．上肢の失調が著明な場合

失調の起こっている部位の近位部を固定し安定させることで失調を抑制する．また，移動距離が大きいとこぼれることが多くなるため，できるだけ移動距離が短くなるようにセッティングする．例えば，上腕に失調が著明な場合には，クッションなどを腋に挟み上腕をクッションに押し付けるようにして固定する．または，肘をテーブルや肘掛に置いて固定する．

5．高次脳機能障害

- **半側空間無視**：麻痺側に置かれた食物に気づかないことが多い．対応としては食器が置かれたお盆の全体を指でなぞりながら麻痺側への注視を促す，声をかけて麻痺側への注視を促すなど．
- **失行**：動作の拙劣さや，食具の使い方がわからなくなる状態．一連の動作を単純な動作に分解し，各動作を繰り返し行いながら積み重ねて一連の動作へと再構成していく動作学習を行う．例えば，①箸(スプーン)を正しく持つ，②食物をはさむ(掬う)→放す(戻す)，③食物を口元まで運ぶ，④口の中に入れる．これらの動作を，①を繰り返し行い，①がうまくできるようになったら，①②を行う．うまくできるようになったら①②③を行うといったように訓練していく．途中で間違ったり，できないときは，①からやり直す．動作の途中だけを修正しようとすると，かえって混乱を起こしてしまう．

6．認知症

認知症では，食事であることの理解ができない，食事に集中できない，他人の食事に手を出してしまう，次々に口の中に食べ物を詰め込んでしまうなどの障害が起きる．テレビや音楽は消して視界に人の動きや余計な刺激が入らないよう静かな環境で食事をとるように配慮する．視覚認知障害により，食器の柄と食物の区別が付かなくなることもあるため，柄のないシンプルな食器を使用することも有効である．また，次々に口の中に食物を入れる場合には，スプーンを小さくする，食事を小さな器に小分けにして少しずつ供する，一口ごとにスプーンを置くように促すなどの対応を行う．

7．自助具，環境調整の紹介他

- 筋の疲労が筋繊維の破壊につながることもあるため，無理すればできるレベルの動作は勧めず，余裕のある動作になるように自助具や環境調整で工夫する．
- 嚥下障害によるむせが出現したら，食形態の検討と同時に一口量の検討とそれに適したスプーンの大きさ，形態を検討する．基本的には少量ずつ食べるように小さめのスプーンを選択することが多い．
- パーキンソン病(Parkinson's disease：PD)，脊髄小脳変性症(spinocerebellar degeneration：SCD)，重症筋無力症(myasthenia gravis：MG)など開口幅が小さくなる患者には小さめのスプーンの使用を勧める．口を大きく開けることが疲労につながり，嚥下障害を助長しないように配慮する．
- 把持力の低下に対しては，太柄のスプーンや，スプーンホルダー，柄の部分を握りやす

く加工できるタイプの自助スプーン(フォーク)などがある.
- 頸部を伸展させなくても最後まで飲めるU字カップは液体嚥下の誤嚥防止にもよい.
- 車いすに取り付けるラップボードは体とテーブルの距離が近く,肘を乗せやすいため,肘を支点にして食事動作を行う際にも有効である.
- 病状の変化に合わせて逐次評価し,細やかに問題点を解決していくことが大事である[3].

Q1 姿勢の崩れにより,食事がしにくくなってしまったときはどうすればよいでしょうか？

症例1 姿勢の崩れが食事動作に影響を与えていた事例

疾患名はPD(Hoehn & Yahr重症度分類Ⅲ度,on時自宅内独歩自立,off時には起き上がり・立ち上がりに介助を要する),腰部脊柱管狭窄症(L3～5).食卓椅子に座っていると,体幹が左側へ崩れ倒れてしまうと訴えがあり,その数か月後には食卓が高く感じるようになり食事がしにくくなったと訴えあり.

A 最初の体幹の左側屈姿勢に対しては肘掛椅子の導入と筒状のクッションを体幹の左背部に入れることで補った.食卓が高く感じるようになった原因は,体幹の前屈姿勢が進行し,食卓の高さが相対的に高くなっていたために上肢の使用が難しくなっていたことである.

そこで,前方高クッションを用いて,座面の高さを補正し,骨盤を後傾させることで胸椎部のアライメントを垂直方向へと修正することで上肢の使用が容易となり,頸部も伸展位から軽度屈曲位へと変化し食事が容易となった(図1, 2).

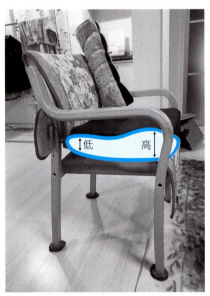

図1
体幹のアライメントを整えるためのシーティング

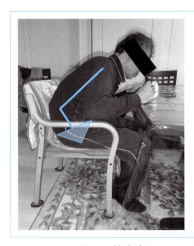 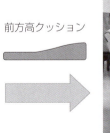 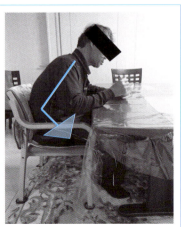

前方高クッション

図2　前方高クッション導入前と導入後のアライメントの変化

Q2 重度の四肢麻痺があっても食事動作訓練は可能でしょうか？

症例2 四肢麻痺患者への食事動作訓練導入の事例

疾患名は橋出血(四肢麻痺，嚥下障害，構音障害)．嚥下造影(videofluoroscopy；VF)にて固形物の嚥下が可能，水分はジャム状(背もたれ50°)で嚥下が可能になり，直接訓練に入る．これを機に食事動作訓練を開始したいが，わずかに動く左上肢には失調もあり，肩周囲筋の低下と把持力の低下も認める．また，持久力も低く繰り返し動作は数回が限界．重度の障害であるが，食事動作訓練は可能か．

A 上肢の動きの補助と上腕の失調のコントロールにBFOの一種であるArm Support Device MOMO® を使用．把持力低下に対してはホルダー付きのスプーンを使用しての訓練を行う．前腕の角度は比較的安定した掬い動作が可能な中間位を選択．掬いやすさと口元までのリーチでこぼれないよう匙部分の角度を微調整し，食事動作訓練を導入．現在は口元まで掬ったものをこぼさずに運ぶことが可能となってきている．右上肢は体幹を支持する位置にセッティングしている(図3)．

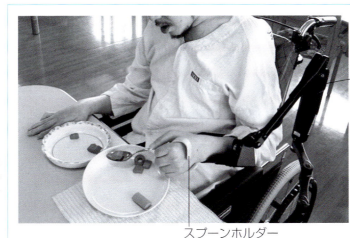

図3 BFOの一種Arm Support Device MOMO®とスプーンホルダーを使用しての食事動作訓練

謝 辞

最後に，本稿の執筆にあたり，ご協力頂いた当院の訪問リハビリテーション担当スタッフ，居宅サービスセンターの皆様，Q＆Aの症例として掲載することを快く承諾くださいました患者様のお二人に心より感謝いたします．ありがとうございました．

文 献

1) 内田 学：他系統萎縮症に対する姿勢の改善からみた摂食嚥下リハビリテーション．難病と在宅ケア，**22**：57-60，2017．
2) 植田友貴ほか：両上肢機能全廃を呈したCIDP患者の食事動作自立に向けたOTアプローチ．作業療法，**31**：386-393，2012．
3) 水口寛子ほか：数回の外来作業療法にてポータブルスプリングバランサーの導入に成功したALSの1症例．総合リハ，**40**：1235-1238，2012．

III. 専門職からみた在宅支援のポイント─視点とQ＆A─

11 管理栄養士の視点とQ＆A

長尾美恵

I はじめに

　食事は人間の生命維持には不可欠であり，また食べるということは楽しみの1つである．神経内科疾患では上手に摂食，嚥下できない患者も多く，その人に合った食事形態や食事の姿勢，嚥下方法を理解し，指導することで栄養状態の改善がはかれる．

　例えば，お粥をお茶碗1杯食べられた．これで栄養が充足しているだろうか？　お粥は，水分を多く含んでいるため，実際はごはんの半分程度の量しかない．また炭水化物が主で，蛋白質やビタミン類は少ない．蛋白質は肉や魚介類，卵，大豆製品，乳製品で，ビタミン類は野菜や果物などで摂取する必要がある．摂食嚥下障害のある患者は健常者よりも必要量が摂取できないため，その人の必要エネルギーや栄養素を把握したうえで，その人に合った食事形態を考慮しなければならない．

　下記のような症状のある人は摂食嚥下機能が低下している可能性があるので十分に注意する．

摂食嚥下障害で主にみられる症状：
- 食事中によくむせる．
- 痰が多い．
- 食事の後，声がガラガラする．
- 食事量が減った．
- 硬いものが食べにくくなった．
- 食事に時間がかかる．
- 体重減少がある．

II 食事形態を考える

　摂食嚥下障害がある患者は本人が食べたいと思うものと実際に食べられるものとの違いがあることが多い．人によって食べやすいものが異なるので，どのようなものが食べやすいのかをしっかりと把握しておく必要がある．

1．咀嚼・嚥下しにくい食品
- 繊維の多いもの（ごぼう・水菜・筍など）
- パサパサするもの（パン・焼き魚・ゆで卵・粉ふき芋など）
- 粒が残るもの（ナッツ類・大豆など）
- のどに張り付きやすいもの（餅・海苔・わかめなど）
- 噛みにくいもの，口の中でまとまりにくいもの（こんにゃく・なめこ・練製品など）

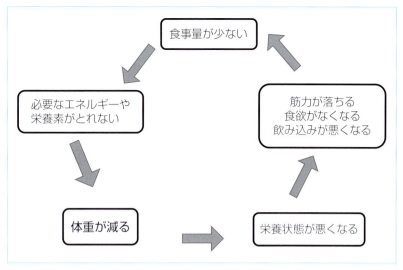

図1 摂食量の減少により引き起こされる悪循環

- 酸味の強いもの，刺激物(酢の物・柑橘類・香辛料など)
- 水分(水・お茶・味噌汁など)

2. トロミについて

　水分でむせのあるためトロミをつけたほうがよい場合と，うまく咀嚼ができないためにトロミをつけたほうがよい場合とがある．患者の嚥下状態によってトロミの硬さは異なるので，適切なトロミの提案を行う必要がある．また，患者の嚥下状態ではどのような食品を使ってトロミをつけたらよいのかを考慮する．

1) 食品とトロミ剤の違い
a) 食品(片栗粉，コーンスターチ，ゼラチンなど)
　長　所：手軽に購入できる．
　　　　　料理の味が変わらない．
　短　所：加熱しないとトロミがつかない．
　　　　　何度も口に運んでいるうちにトロミがなくなる．

b) トロミ剤
　長　所：過熱しなくてもトロミがつく．
　　　　　一度安定すると，トロミの硬さが変わらない．
　短　所：種類が多く，手軽に購入できないものがある．
　　　　　商品によって味が変わったり，使用する分量が変わる．
　　　　　ものによってはトロミのつき方が異なる．

Ⅲ 低栄養について

　摂食量の減少により，必要なエネルギーや栄養素がとれなくなると，筋肉量が減り，ADLの低下，免疫力の低下(傷や褥瘡の治癒遅延を含む)が起こる．さらに摂食嚥下機能の低下が起こる(図1)．このような悪循環を引き起こさないようにするために，エネルギーと蛋白質をしっかりととることが大切である．

1. 食事時間と摂食量について

1回の食事にどのくらい時間をかけて食べているかを確認する必要がある．嚥下状態が悪い患者は健常人に比べ，嚥下に時間がかかる．そのため，1回にかかる食事時間が長いことは珍しくない．食事時間が長くなると，疲れてきて誤嚥や窒息のリスクが高くなるため，1回にかける食事時間を短くし，間食などで食事回数を増やして摂食量を増やすように勧める．

2. 患者の生活背景の把握も必要

我々医療者はつい，目の前にいる患者ばかりに目が行きがちであるが，実は介助に一所懸命で自分のことは後回しとなり，介助している家族が十分に栄養をとれていないことも少なくない．最近は高齢夫婦の2人暮らしであったり，仮に子どもと同居していても仕事をもっていて十分にケアできないことも少なくない．いくら調理方法を説明したところで，介助者に負担をかけるようなことでは何にもならない．調理が無理な場合，宅配食や惣菜，レトルト食品の利用などできるだけ負担のかからないような提案を行うことも必要である．そのためにはどこにどのような惣菜やレトルト食品などが売られているかを把握しておくことも必要となってくる．

Ⅳ 経腸栄養剤を使用している人の注意点

胃瘻で長期的に経腸栄養剤を使用している人の合併症として代謝性合併症が挙げられる．主に，①脱水，②電解質異常，③高血糖，④微量元素欠乏，⑤ビタミン欠乏などである．

経腸栄養剤の水分量は静脈栄養の場合と異なり，1,000 ml 投与した場合の水分量は 1,000 ml ではない．通常，全体の 70～85％ 程度の水分量が含まれる．1日に必要な水分を算出し，水分を補う必要がある．また，ナトリウムやカリウムなどの含有量は少なめに調整されていることが多いことから，低ナトリウム血症や低カリウム血症などに注意し，血中電解質のモニタリングが必要である．ナトリウムの1日の必要量は 600 mg である．腎疾患などで利尿剤などを使っている人は注意が必要である．

液体の経腸栄養剤は，固形のものに比べ胃での停滞時間が短く，消化管の通過時間が短いため高血糖になりやすい．高血糖をきたす場合は，投与速度や使用している経腸栄養剤の見直しを行う必要がある．特に医薬品の経腸栄養剤から食品の経腸栄養剤への提案を行う場合，経済面や購入ルートなどを考慮し，主治医と相談する必要がある．

微量元素については，新しい栄養摂取基準に基づき変更されて市販されているが，特に医薬品の経腸栄養剤では必要量が充足していない場合があるので注意が必要である．使用している経腸栄養剤の微量元素や電解質の含有量についても確認しておく必要がある．

液体の経腸栄養剤を使用していて，逆流する場合は，投与速度や投与時の体勢に注意する．それでも，逆流する場合は半固形の経腸栄養剤を考慮する．

Q1 食事に時間がかかる割に，摂食量が増えない場合はどうすればよいでしょうか？

食事に時間をかけたからといって摂食量が増えるわけではない．1回にかかる食事時間が長くなると，徐々に疲れてきて誤嚥，窒息のリスクが高くなる．患者本人がいくら食べようとしても，1回の食事時間は30〜40分程度に切り上げたほうがよい．家族が集まって食べるときでも目安は1時間以内までにする．

健常人と比べ，食べる速度が遅いため，食事時間を決めてしまうと1回の摂食量は少なくなる．低栄養を防ぐために，食事回数を増やすなどして，1日の摂取量を増やす必要がある．ここでいう間食とは，いわゆるお菓子ではなく，3食の食事で不足しているものを食べるようにする．

Q2 間食を入れても必要摂取量に満たない場合はどうすればよいでしょうか？

摂食嚥下状態が悪いのですぐには必要量に満たないことはよくあることである．初めは患者本人の好きなものや食べやすいものを増やしていく．1日の摂食量がどうしても少ない場合は，補助として栄養剤などを勧めることも必要である．また，主治医に摂取量不足を相談し，医薬品の経腸栄養剤を処方してもらうのもよい．摂食量を急に増やすことは難しいので長期的に経過をみる必要がある．経鼻経管で注入する場合は，急激な体重増加や血糖の上昇に注意すること．

Q3 調理方法の工夫について教えてください．

1．調理器具の利用
- すりつぶす(ミキサーやミルサーなどの調理器具を利用する)．
- やわらかく煮込む(圧力鍋などを利用する)．
 ごぼうや塊肉などは圧力鍋などでやわらかくすることで食べやすくなる．

2．噛みやすくなる下ごしらえ
- 隠し包丁を入れる．
- 皮を剥く，切り目を入れる．
- キャベツなどの葉脈は包丁の背などでたたいてやわらかくする．
- 肉は筋を切ったり，たたいてやわらかくする．
- パイナップルやキウイをすりおろして調味液に混ぜて漬け込む(蛋白質分解酵素が含まれるため，やわらかくなる)．

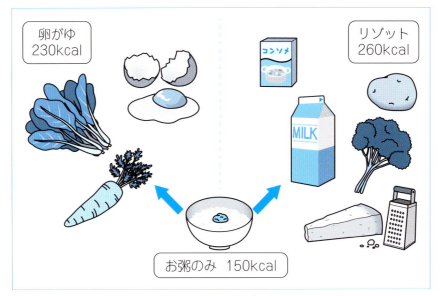

図2　栄養価を上げる方法

3. つなぎやトロミづけになる食品を利用する

- 蛋白質：
  卵，ヨーグルト，生クリーム，刺身，豆腐，ひきわり納豆など
- 野菜，芋，果物：
  オクラ，モロヘイヤ，山芋，じゃがいも，バナナ，アボカドなど
- 調味料，その他：
  マヨネーズ，バター，マーガリンなどの油，練りごま，味噌，シチューなどのルウ，片栗粉，ゼラチン，トロミ剤

4. 適度に水分を含ませる

パサパサするものは口腔内でうまくまとめることが難しい．蒸す，煮る，あんをかけるなど水分を含ませることによって食べやすくする．

5. 効率よく栄養をとる(図2)

蛋白質や野菜などを加える．
お粥のみ→卵粥(お粥＋卵・ほうれん草・人参)
お粥のみ→リゾット(お粥＋コンソメ・牛乳・チーズ・じゃがいも・パセリ)
MCT(中鎖脂肪酸[‡1])などを利用する．

6. 家族の食事をアレンジする

- ポテトサラダ
  胡瓜を抜く，または小さめに切り，マヨネーズを多めに入れる．
- ハンバーグ
  合びきミンチを使い，牛乳や生クリーム，卵，豆腐などをつなぎとして使う．
- 白和え
  具材は小さめに切り，練りごまを足す．

[‡1] 中鎖脂肪酸：脂肪酸の長さが一般の約半分の油のこと．一般的な植物油に比べ，消化吸収がよく，エネルギーになりやすい．

Q4 水分は1日どのくらい摂取したらよいでしょうか？

体内の水分の10％を喪失すると機能障害が出現し，20％失われると生命維持が不能となるといわれている．摂食嚥下状態が悪い患者は水分の摂取量が少ないことが多いので，小まめに水分の摂取を促すようにする．また，冬は汗をあまりかかないからといって，水分の摂取量が少なくてよいわけではない．

仮に体重50 kgの人であれば，表1にあてはめた場合，不感蒸泄量は750 ml，便で100 ml，尿で1,200 ml排泄したとすると，飲水量は1,000 ml必要となる．また，1日に必要とする水分量は，簡易的に体重1 kgあたり21～43 ml（平均32 ml）でも算出できる．嘔吐，下痢，発熱時は飲水量を増やす必要がある．また，電解質の喪失も考えられるので，ミネラル分を補充するのに経口補水液やスポーツ飲料は有効である．スポーツ飲料は糖質を含むので糖尿病患者には薄めるなど注意すること．

表1 水分の出納

摂取量		排泄量	
食事	通常食で800 ml程度	尿	実測量
代謝水	簡易算定式　5 ml×体重（kg）	不感蒸泄[※1]	15 ml/体重（kg）
飲水	実測量	便	100 ml/日
		排液[※2]	実測量

[※1] 体温36.5℃以上では200 ml×（体温－36.5℃）をプラスする．
[※2] 嘔吐，下痢，出血，ドレーンからの排泄

文　献

1) 山田晴子ほか：もっとおいしく！食べやすく！　かむのみこむが困難な人の食事．66-68，女子栄養大学出版部，1999．
2) 日本病態栄養学会編：病態栄養認定管理栄養士のための病態栄養ガイドブック．改訂第5版．57，121，南江堂，2016．

III. 専門職からみた在宅支援のポイント―視点とQ＆A―

12 薬剤師の視点とQ＆A

桂木聡子

　服薬について，病院と在宅で何が違うのかというと，服薬管理を誰がするかということである．在宅では医療専門職ではない患者本人または介護に当たる方が服薬管理に携わる可能性が高いので，その方々に知っておいてほしいことをまとめる．

I 食事と医薬品

1．口から摂取するということ

　摂食嚥下障害で食物が飲み込みにくくなっているということは，口からのみ込む内服薬ものみ込みにくくなっていると考えたほうがよい．しかし，食事は飲み込みにくいことを気にしても，薬がのみ込みにくいことを気にする方は少ない．これは，のみ込みにくいことに気づいていないことが多いためである．食事はある一定の時間をかけて目の前にあるものを食べていくので，なかなか減らない，咀嚼しにくい，喉に送ることが難しいなどで気づきやすいが，薬は多くの場合は呼吸を止めて一気にのむからであろう．そのときに多少むせてしまったとしてもあまり気にせず，薬がのみ込めたかどうかは意識していない．しかし，このむせが度重なる場合には，薬の嚥下困難を疑うことが必要である．まずは薬も食事と同じように，嚥下するものであるということに注目してもらいたい．

2．本当にのみ込めているのか

　義歯のために感覚が鈍くなったり装着のずれなどで，内服薬が義歯にひっついてのみ込めていないことも多々ある[1]．在宅訪問したときに，義歯を洗浄する洗面所付近に薬剤が落ちていることや，のんだはずの薬がコップの中に落ちている状況も見受けられた．内服薬はきちんとのめていなければ期待される効果を得ることができず，特に神経内科疾患では治療に支障をきたす．また誤嚥や付着による被害も出てしまう．服薬できているかどうかの確認は重要である．

II 服薬困難

1．のみ込めないわけを探る

　何らかの原因で，薬をのみたくないと思っているときには，のみ込みにくくなる場合がある．これは，ただのわがままではなく，嫌だと思う気持ちが，体を硬くして，スムースな動きができないためにのみ込みにくいようである．それが証拠に，ゆっくりと話を聞いて，嫌いな原因を突き止めることによって，のめるようになる患者もある．
　しかし，本当にのみ込めないのであれば，現在使用されている医薬品の約6割は内服薬なので，薬による治療ができないことになりかねない．

2．副作用でものみ込みにくくなる

　嚥下困難の理由が，病気や加齢によるものだけではないこともある．例えば，神経内科疾患でよく使われる薬で報告例の多い副作用の「嚥下障害」「振戦」「傾眠」「ジスキネジア（口周辺部などの不随意運動）」「口渇・口内乾燥」「食欲低下・食欲不振」などである．嚥下障害はまさに飲み込みにくくなる副作用で，それ以外の副作用でも，震えることにより体の保持が難しく飲み込みにくくなったり，眠気によって色々な感覚が鈍麻するだけでなく，筋肉が弛緩することがあるため飲み込む動作そのものも上手にできなくなることがあり，何より服薬の途中で寝てしまう患者もある．口の運動がスムースでなければ喉の奥に送り込むことが難しく，口の中が乾燥することで薬が口腔内粘膜や義歯にひっついてのみ込みにくくなることがある．食欲が低下することで口からものを入れること自体に消極的になることも問題である．今までのめていた薬が急にのみ込みにくくなったときや新しい薬がのみ込みにくいときには，薬の副作用を疑ってみることも必要である．しかし，副作用かどうかの判断は自分でするのではなく，いつからその症状が出たのかなどを書き留めておき，医師や薬剤師と相談するようにして欲しい．

3．薬ののみ方について

　薬ののみ方で多い思い違いは，同じ服用時間の薬は1回で服薬しなければならないと思い込んでいること[2]と，のみ込むときに上を向いて口から食道までまっすぐになるようにすることである．薬は同じ時間に服用するものを一口にではなく分けてのんで構わない．そして，のみ込むときは食事と同じで身体全体の姿勢や，軽いうなずきを意識した動きでのむとのみ込みやすい[3]．水についても薬は普通の水でなければならないと思っている方もあるが，普段からトロミを付けた水を飲んでいる患者は，薬をのむときにもトロミを付けた水でのんでも問題はない．また，簡易懸濁法を用いるなど色々な工夫をすることでスムースに嚥下できることもある．

4．薬の形について

　薬の形も様々なものが開発されてきている．1997年に日本で初めて発売された口腔内速崩性製剤（口腔内崩壊錠）もその1つで，ガスターD錠®（崩壊錠），タケプロンOD錠®（口腔内崩壊錠）やマクサルトRPD錠®（速崩錠）などがある．少量の水分で崩壊するこの薬は，嚥下困難な患者に使われることが多い．その製剤としての性質は，日本薬局方製剤総則にあるが，これらの薬の製造方法は各メーカーが独自の工夫を凝らしており，添付文書によると崩壊時間も10秒から概ね30秒ぐらいまであり，崩壊方法も発泡しながら崩壊するものもあって様々である．そして，これらの薬はいずれも崩壊するだけで口腔粘膜から吸収されるわけではないので，唾液が少ない場合，結局は水を使って服用することになる．また，すべての薬に口腔内崩壊錠があるわけではないため，同時にのむ薬のなかに普通の錠剤やカプセルが混在することになる．つまり，摂食嚥下障害患者の食事で液体と固体が一緒になった物には注意が必要なのと同じように[4]，色々な形の薬と水が一緒になっているものをのみ込むことはとても注意が必要だということである．付着の観点から嚥下しやすい剤形を探すための実験を行ったが，この剤形であれば嚥下困難な患者でも大丈夫ということは難しい[5]．つまり，嚥下困難になったら口腔内速崩錠に変更するという短絡的な考え方ではなく，患者が服薬している薬剤にどのような剤形があるのかを確認してそのなかから患者に合ったものを選ぶのがよい．最近ではゼリー状になった薬や液体タイプのもの，吸入薬や貼付薬なども開発されている．嚥下障害を改善する薬もある．日々更新される薬剤情報に関しては，患者のかかりつけ薬剤師を決めて，十分に相談に乗ってもらうことが肝要である．

Q1 服薬ゼリーを初めて使いますが，どのように使えばよいですか？

A 服薬ゼリーとは，薬の服用に一般的に用いられる水や白湯などの流動性の高い液体では誤嚥する危険性がある方や，苦い・のみ込みにくいなどの原因で薬がのめない小児などのために工夫されたゼリー状のオブラートのことである．服薬ゼリーは，嚥下がスムースに行えるだけでなく，食道に付着させずにできるだけ早く胃に到着させる役割と，薬剤との物理的な相互作用がなく，崩壊性や溶出性に影響を及ぼさないように開発されたものである．そして，最近では改良が加えられた服薬ゼリーが多数販売されており，薬嫌いな小児のお母さんや，嚥下困難を訴える患者やその介護をされている方が，購入されることが増えてきている．しかし，実際に服用するにはどうしたらよいのかがわからず，買ったけれども使われていないこともままある．

まずは道具である．口の広い小さめのコップやスプーンを用意する．

＜コップを使う場合＞
(1) コップに服薬ゼリーを入れる．
(2) 服薬する薬をその上に入れる．
(3) スプーンを使ってゼリーで薬を包むようにする．
(4) スプーンに薬とゼリーをのせて，服用する．

＜スプーンを使う場合＞
(1) スプーンに少量の服薬ゼリーをのせる．
(2) 服薬する薬をその上にのせる．
(3) 薬の上から再度ゼリーをのせて，薬を包み込むようにする．
(4) そのまま服用する．

簡単なようだが，実際にするとなかなか難しい．20代の学生と実験をしてみたが，次のような注意が必要であることがわかった．

注1：服薬ゼリーを開封したらまず先端に溜まっている水を捨てる(図1)．
最初に出る水は捨ててくださいとの注意書きはあるが，商品によってその量はまちまちであり，ゼリーが出てくるタイミングがわかりにくいので注意する．

注2：均一なゼリータイプやクラッシュタイプなど，服薬ゼリーには色々な形があり(図1)，容器から出しやすいものや多少力の要るものなど，服薬ゼリーの固さも様々である．均一なゼリータイプのほうがクラッシュタイプに比べて，容器を押す力が必要であった．

そのほかにも，2疾病以上の慢性疾患を有する高齢者では，平均約6剤の処方が行われている[6]ので，1回の服用量は大体3剤ぐらいである．そこで実験でも薬剤に見立てたラムネ3粒をスプーンを使う方法でのんでみると，ゼリーで包んだ状態で，高さが約2 cmになったが特に違和感なくのみ込めた(図2)．4粒になると，高さはそれほど変わらないが，のみ込んだときにのどに違和感があった．また，錠剤よりもカプセルのほうが違和感なくのみ込むことができた．そして，多くの薬剤を一度にのむためには大きなスプーンでたくさんの服薬ゼリーを使う必要があり，嚥下困難の患者ではかなりの負担になると考えられる．スプーンの大きさも(図3)，口に入りやすい大きさがあると思うが，そのくぼみの深さが深い場合はスプーンの中身を口の中に移すときに，あごをあげなければならないこと

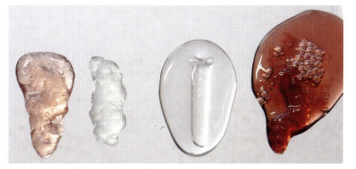

図1 ゼリーのタイプも色々あり，最初に水がたくさん出るものもある

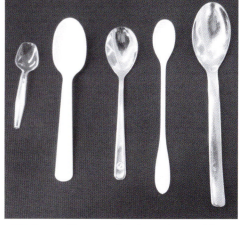

図3 スプーンの形や大きさ深さは様々
患者に合ったものを選ぶ．

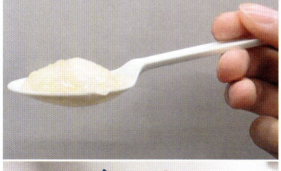

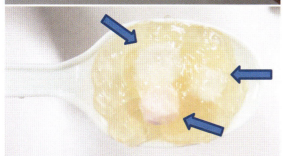

a/b
図2
a：スプーンに山盛りになった薬入りゼリー
b：ゼリーに包まれた薬

があり，かえって誤嚥しやすい状態になることもあった．口栓付きのパッケージだけでなく，スティックタイプのものもあり，それ以外にも次々と新しい形のものが発売されている．患者本人が服薬するのか，介助者がついて服薬するのかによっても使い勝手は変わる．さらに色々な味の商品が発売されているが，錠剤やカプセルに向かないものもあり，カロリーも違い，ナトリウムやカリウムの含まれているものもある．服薬ゼリーを購入するときにも，使用する患者の状態や服薬数などがわかっているかかりつけ薬剤師に相談することをお勧めする．

文　献

1) 野﨑園子：薬剤と嚥下障害．日静脈経腸栄会誌，**31**(2)：699-704，2016．
2) 髙見千恵：＜短報＞在宅高齢者の服薬の実態：多剤併用者を対象に．川崎医療福祉学会誌，**10**(2)：373-379，2000．
3) 松田　暉監，野﨑園子編：摂食嚥下ケアが分かる本　食の楽しみをささえるために．61-65，エピック，2013．
4) 松田　暉監，野﨑園子編：摂食嚥下ケアが分かる本　食の楽しみをささえるために．10-17，エピック，2013．
5) 野﨑園子：神経内科疾患における服薬障害．神経治療，**34**(2)：112-116，2017．
6) 厚生労働省：平成26年度診療報酬改定の結果検証に係る特別調査（平成27年度調査）．

III. 専門職からみた在宅支援のポイント—視点とQ & A—

13 保健師の視点とQ & A

田村安理沙

I 在宅療養支援における「顔のみえる関係」と「多施設・多職種連携」

1. 在宅サービス利用の特徴と「顔のみえる関係」「多施設・多職種連携」の必要性

在宅で療養する神経内科疾患の患者は，摂食嚥下などのリハビリテーションのほか，訪問診療，訪問看護，訪問介護，訪問入浴など複数の在宅サービスを利用しながら療養しており，さらには，これらの在宅サービスに加えて，病名の診断を受けた専門病院などに定期的に通院している患者も少なくない．

このように，1人の患者に対し多施設・多職種がかかわる神経内科疾患患者における摂食嚥下障害に対する介入において重要なポイントとなるのは，支援者同士がいかに「顔のみえる関係」を築き，病状が刻々と変わるなかで，タイムリーに「連携」できるかということである．

これらの取り組みにより，摂食嚥下の視点だけではなく，患者やその家族のニーズや多職種の支援状況などを包括的にとらえたうえで，適切な時期に介入でき，個々の患者の最大限の力を引き出すことができると考える．後述するQ & Aで，関係づくりや連携方法については詳しく記載するが，関係づくりのきっかけとして，ケアマネジャーが企画する介護保険制度下のサービス調整会議や，保健所主催の在宅療養支援計画策定・評価事業(事例検討会)へ出席することが重要である(図1)．

2. ケアマネジャーと保健所の保健師の役割

「顔のみえる関係」や「多施設・多職種連携」が効果的に機能するために，調整役となる職種は「ケアマネジャー」と「保健所の保健師」と考える．

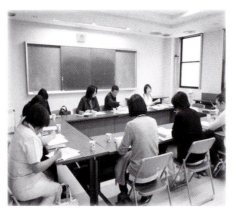

図1 在宅療養支援計画策定・評価事業（事例検討会）の様子

ケアマネジャーは，個々の神経内科疾患患者にかかわる複数の支援者をまとめ，医療との連携も求められる職種であり，相当な力量と労力が必要である．しかし，現状は，同じ病名の神経内科疾患を担当してきたケアマネジャーは少なく，初めて担当した患者が筋萎縮性側索硬化症(amyotrophic lateral sclerosis；ALS)であったということも多い．

そこで，ケアマネジャーが対応方法に困ったときや支援者に対するスーパーバイザーとして役割を担うのが，保健所の保健師である．保健所の保健師は，難病患者の医療費助成申請を機に，日頃から地域の難病患者の相談対応を行っている．行政の保健師が介入することで，営利とは関係ない中立的な立場から，個々の患者の支援体制に関する意見の調整や情報の整理が

できること，さらには保健師の専門的な視点である地域診断（難病患者の個別支援などから顕在化した問題を集約・分析し，地域の課題に対する改善策を提案する）ができるという強みがある．

神経内科疾患患者への摂食嚥下障害に対する介入を行う際には，ケアマネジャーや保健所の保健師の役割を理解し，「顔のみえる関係」や「多施設・多職種連携」を意識した支援が重要である．

Ⅱ 「難病対策地域協議会」を活用した地域における摂食嚥下障害対策の推進

1．難病法における「難病対策地域協議会（以下，協議会）」の位置付け

神経内科疾患のなかでも数疾患が指定されている「難病」において，2015年1月に「難病の患者に対する医療等に関する法律」が施行され，「都道府県，保健所を設置する市及び特別区は難病の患者への支援の体制の整備を図るため難病対策地域協議会を置くように努める（32条）」ことが示された．

設置は義務ではないが，質の高い在宅療養を推進していくうえで，保健所を事務局（企画・調整役）とした協議会を立ち上げることは重要である．本協議会は，地域の医師会・医師，看護・リハビリテーション・介護・福祉サービス事業者などの関係機関，患者会・家族会などで構成し，必要に応じて難病相談・支援センター，就労支援機関とも連携しつつ，難病患者が有する医療・生活・就労の複合的な支援ニーズの対応について，情報共有や相互の助言・協力を推進する場となることが期待されている．

このような場で，地域の神経内科疾患患者に対する摂食嚥下障害リハビリテーションの視点を取り入れ，在宅療養に関して幅広い視点で議論することが重要である．

2．「難病対策地域協議会」の運用について

協議会において，個々の支援から明らかになった摂食嚥下障害に対する介入の成果や課題を集約し，その地域に必要な社会資源を検討したり，地域で必要なシステム・サービス（法律・制度・リソース）を整えること，いわゆる施策化は質の高い在宅療養支援を推進するうえで不可欠である．ここで，本協議会における神経内科疾患の摂食嚥下障害に関する課題の集約から施策化までの考え方について具体例を挙げる．

例えば，ある地域の支援者より「この地域の神経内科疾患の摂食嚥下障害に対する介入が遅れている」という共通の地域課題が集約されたとする．まずは，この地域課題が生じている要因を分析し，「タイムリーな多職種連携がはかれていない」「支援者の知識不足」などの要因を整理する．次に，これらに対する改善策として，「早期介入を目指した摂食嚥下障害にかかわる支援者の人材育成」や「早期介入の仕組みづくり」などの方法を検討し，施策化していくという流れが本協議会の1つの運用方法である．

このように，個々のケースの成果や課題を支援チーム内での学びで終わらせず，例示のような地域単位で課題を抽出し施策化につなげていくことは，本協議会が果たすべき重要な役割である．

保健所における難病対策と保健所との効果的な連携方法を教えてください．

 地域保健法(平成9(1997)年施行)において，保健所の機能・事業は規定されている．そのなかで「難病」は，保健所の事業として位置付けられている(第6条，11項)．また「地域保健対策の推進に関する基本的な指針(平成24(2012)年7月)」に示されるように，保健所は，「都道府県による医療サービスを企画・調整し，保健・福祉サービスの提供にかかわる市町村や関係機関との連携体制を構築する」役割を担っており，保健師は難病事業の企画，調整，指導および必要な事業の実施，療養支援に際して中心的な役割を果たしている．

保健所における難病患者支援は，下記のとおり「難病患者地域支援対策推進事業」として各種事業が実施されている[3]．

＜難病患者地域支援対策推進事業＞

(1)在宅療養支援計画策定・評価事業：在宅の重症難病患者の療養を支援するため，保健所が医療および福祉関係者の協力を得て，保健・医療・福祉にわたる各種サービスの効果的な提供を行うための計画策定などを行う．

(2)訪問相談事業：在宅の重症難病患者・家族の精神的負担の軽減をはかるため，保健所が保健師・看護師ら有資格者および経験者を派遣して訪問相談(日常生活の相談応需や情報提供などの援助)を行う．

(3)医療相談事業：専門医・看護師・ケースワーカーらにより構成された相談班を設置し，都道府県自らまたは適当な団体に委託し，会場を設定して医療相談を実施する．

(4)訪問指導事業(訪問診療)：専門医・主治医・保健師・看護師・理学療法士らによる診療班を設置し，都道府県自らまたは適当な団体に委託し，在宅療養患者を訪問して診療・療養指導を実施する．

ここで，これらの保健所事業と摂食嚥下障害に対する介入との効果的な連携方法について解説する．

(1)について，保健所は，医療助成申請時に把握した神経内科疾患患者，特に，進行が早く医療依存度の高いALS患者を中心とした事例検討やシンポジウムなどを開催している(図2)．その場に，摂食嚥下障害に対する介入にかかわるスタッフを含む多職種が参加し，個別の支援計画に積極的に摂食嚥下障害リハビリテーションの視点を取り入れていくことが重要である．

(2)について，主に保健所の保健師が「難病」と認定された神経内科疾患患者の家庭訪問を実施している．したがって，病名の告知直後から早期にかかわっている保健師の訪問に同行し，療養状況を包括的に把握することが重要である．

(3)について，協議会などで摂食嚥下障害に関する地域課題が顕在化した場合など，医療相談会として，患者や支援者に対する「摂食嚥下障害に関する研修会」を開催することは，地域単位での摂食嚥下障害対策につながると考える．

(4)について，専門医や主治医らを含めた複数の専門職で構成

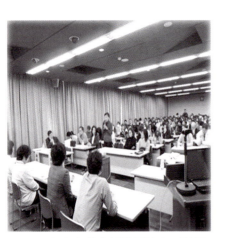

図2 在宅療養支援計画策定・評価事業(多職種連携シンポジウム)の様子

した診療班を設置し，個々の患者に対し摂食嚥下障害に対する介入のきっかけとして，適切な時期に訪問診療を実施することも重要な取り組みである．訪問診療をきっかけとして，継続した介入につながることも多いため，保健所と連携のうえ，訪問診療を企画・実施することは有効と考える．

Q2 多施設・多職種と「顔のみえる関係」を築き，効率的かつ効果的な連携をはかるために重要なポイントとメリットを教えてください．

はじめに，多施設・多職種と「顔のみえる関係」を築き，効率的・効果的な連携をするために重要なポイントについて説明する．

在宅療養を継続していくなかで，複数の医療・保健・福祉サービスを利用している患者については，ケアマネジャーを調整役としてサービス調整会議や事例検討会を開催するなど工夫し，在宅療養支援チームが一堂に会する「場」を定期的に作ることが不可欠である．さらには，難病指定されている事例については，保健所の保健師をスーパーバイズ役として参集することも必要である．そして，これらの会議に支援者が1人でも多く出席し，「顔合わせを行う」ことが重要である．各所属の担当者が出席できない場合は，同じ所属機関の代理の者に出席を求めるなどの工夫も必要である．また，効率的かつ効果的な連携をするためには，多職種が一堂に会する場で，患者やその家族の「思い」を共有し，各職種の「役割」を明確にすることが重要なポイントと考える．

次に，筆者が日々の支援で感じた「顔のみえる関係」を築き，多職種の「役割を明確にすること」のメリットについて整理する．

文書やメールだけでは，日々刻々と変化する病状やその変化に伴う患者やその家族の思いをタイムリーに把握することは難しい．一方，「顔のみえる関係」を築くことで，信頼感が得られ気兼ねなく電話や訪問による対話が行え，緻密な連絡が可能となる．また，役割が明確になっていることで，緊急な対応が求められた際に，キーパーソンとの効率的かつ効果的な連携が可能となる．

これらにより，患者やその家族の思いに寄り添い，かつ適切な時期に摂食嚥下障害に対する介入が実現し，質の高い在宅療養支援が推進される．さらには，各担当者のみではニーズ把握に偏りが生じている可能性もあり，多職種の意見も踏まえた包括的な視点で各専門領域の支援計画を見直すことができることも大きなメリットと考える．

文 献

1) 小川一枝ほか：難病保健の新展開と保健師の役割．地域保健，**46**(12)：10-33，2015．
2) 宇田英典：地域包括システムと難病対策．地域保健，**46**(12)：34-39，2015．
3) 「希少性難治性疾患患者に関する医療の向上及び患者支援のあり方に関する研究」班：保健所等における難病保健活動の展開．都道府県保健所・保健所設置市(含む特別区)における難病の保健活動指針．11-22，2014．
4) 厚生科学審議会疾病対策部会：難病対策の改革について(提言)．2013．
5) 森田達也：地域緩和ケアにおける「顔の見える関係」とは何か？ *Palliative Care Research*，**7**(1)：323-333，2012．

索引

欧文

A
ALS　12, 128, 150
B
balanced forearm orthosis　136
BFO　136
BPSD　65
C
CPF　134
D
DM　47
DMD　47
F
FTLD-MND　68
I
Introducer(原)法　78
Introducer 変法　78
IOC　16
L
L-DOPA　19
Lewy(レビー)小体　18
M
MWST　6, 127
N
NPPV　30, 69
O
OT　100
P
palatal augmentation prosthesis　114
PAP　114
PEG　16, 52, 77
portable spring balancer　136
PPN　93
progressive supranuclear palsy　23
PSB　136
PSP　23
PT　100
Pull 法　78
Push 法　78
Q
QMG score　40
QOL　106
R
RSST　5, 127
S
ST　100
T
TPPV　12
V
VE　8
VF　7
W
wearing-off 現象　96

和文

あ
アルツハイマー型認知症　64
一方弁　103
胃瘻　52
胃瘻カテーテル　80
胃瘻造設　4, 33
咽頭期　61
咽頭残留　8, 9
ウェアリング・オフ現象　20
永久気管孔　84, 103
栄養管理　4
栄養療法　93
遠隔医療　99
嚥下機能改善術　86
嚥下後誤嚥　31
嚥下困難　146
嚥下時無呼吸　69
嚥下前誤嚥　31
嚥下造影　7, 20, 30
嚥下中枢　69
嚥下内視鏡　8
嚥下誘発部位の冷却刺激　15
延髄外側症候群　59
オフ時　20

か
介護報酬　109
咳嗽力　134
改訂水飲みテスト　6, 127
覚醒　94
拡大・代替コミュニケーションアプローチ　130
環境調整　136
間欠的経口経管栄養法　16
間接訓練　61, 127
気管食道吻合術　86
気管切開　69, 102
気管切開下人工呼吸　12
気管切開術　17
義歯　124
偽性(仮性)球麻痺　58
基礎訓練　61, 62, 63
記銘想起障害　65
脚橋被蓋核　93
嗅覚　102
吸てつ反射　97
球麻痺　59
巨大結腸症　33
ギラン・バレー症候群　42
筋萎縮性側索硬化症　12, 128, 150
筋強直性ジストロフィー　47
筋緊張　132
筋ジストロフィー　47
クリーゼ　38
グレリン　66
ケアマネジャー　98, 150
経腸栄養　4
経腸栄養剤　142
経皮内視鏡的胃瘻造設術　16, 77
頸部聴診　6, 7
頸部聴診法　127
血管性認知症　64
言語聴覚士　100
幻視　67
抗 LDL 受容体関連蛋白 4(抗 Lrp4)抗体　36
抗アセチルコリン受容体(抗 AChR)抗体　35
抗筋特異的受容体型チロシンキナーゼ(抗 MuSK)抗体　35

口腔衛生　120
口腔期　61
口腔清掃　112
咬合不全　50
喉頭気管分離術　84
喉頭挙上術　88
喉頭全摘術　17, 84
行動変容の変化ステージモデル
　　　　　　　　　　　118
誤嚥防止術　17, 84
呼吸管理　45
呼吸筋トレーニング　134
呼吸筋麻痺　44
呼吸中枢　69
呼吸パターン　133
呼吸不全　69
呼吸不全との関連　45

さ
サービス調整会議　150
座位姿勢　132
在宅診療　106
作業療法士　100
サルコペニア　135
自助具　136
姿勢　93
舌　114, 123
失行　66, 137
質問票　99
重症筋無力症　35
準備期　61
上気道狭窄　102
食事形態　140
食事時間　143
食事動作訓練　136
食道期　61
進行性核上性麻痺　23
身体活動量　133
診療報酬　109

水分　145
スクリーニングテスト　5, 99
スタイレット　103
スピーチバルブ　103
声帯内方移動術　87
声門閉鎖術　86
咳介助　134
脊髄小脳変性症　29
摂食嚥下障害のサイン　5
摂食訓練　61
摂食行動異常　50
舌接触補助床　114
漸減現象　37
先行期　61
前頭側頭葉変性症　64
咀嚼中枢　69

た
体幹機能　132
代償嚥下　14
体性幻覚　67
唾液腺のマッサージ　124
多系統萎縮症　29
食べ方の異常　27
長期呼吸管理　102
直接訓練　61, 62, 63, 127
低栄養　141
デュシェンヌ型筋ジストロフィー
　　　　　　　　　　　47
テレビ電話　99
突然死　30, 96
ドパミン　18
トリヘキシフェニジル　20
トロミ　118, 141

な
難病　151
日常生活リズム　117
認知症　96

は
パーキンソン病　18, 129
発声　102
鼻呼吸　102
歯磨き　122
バルーン法　51
半側空間無視　137
反復唾液嚥下テスト　5, 127
皮質下性認知症　68
非侵襲的陽圧換気療法　30, 69
左半側空間無視　66
副作用　147
服薬　146
服薬困難　146
服薬ゼリー　148
不顕性誤嚥　14, 20, 95
保健師　150
保健所　150
ホットパック　51

ま
まだら認知症　68
ミオトニア現象　50
むせ　95, 116
メトロノーム　22

や
薬剤師　146
薬剤性嚥下障害　109

ら
理学療法士　100
リスク管理　2
リハビリテーション　126
輪状咽頭筋切断術　87
臨床経過　2
レビー小体型認知症　64
ロチゴチン　21

わ
ワレンベルグ症候群　59

病院と在宅をつなぐ
脳神経内科の摂食嚥下障害
―病態理解と専門職の視点―

2018 年 10 月 20 日　第 1 版第 1 刷発行(検印省略)

編著者　野　﨑　園　子
発行者　末　定　広　光
発行所　株式会社 全日本病院出版会
東京都文京区本郷 3 丁目 16 番 4 号 7 階
郵便番号 113-0033　電話 (03) 5689-5989
FAX (03) 5689-8030
郵便振替口座　00160-9-58753
印刷・製本　三報社印刷株式会社

©ZEN-NIHONBYOIN SHUPPAN KAI, 2018.

・本書に掲載する著作物の複製権・翻訳権・上映権・譲渡権・公衆送信権（送信可能化権を含む）は株式会社全日本病院出版会が保有します．
・JCOPY ＜（社）出版者著作権管理機構　委託出版物＞
本書の無断複写は著作権法上での例外を除き禁じられています．複写される場合は，そのつど事前に，（社）出版者著作権管理機構（電話 03-3513-6969，FAX03-3513-6979，e-mail：info@jcopy.or.jp）の許諾を得てください．
本書をスキャン，デジタルデータ化することは複製に当たり，著作権法上の例外を除き違法です．代行業者等の第三者に依頼して同行為をすることも認められておりません．

定価はカバーに表示してあります．
ISBN　978-4-86519-253-7　C3047